謹んで拙著を故・藤田恒先生に捧げます。

整形外科医が実践した新・常識ダイエット　目次

第三章　午前のダイエット八つのポイント

第五章　余暇のダイエット五つのポイント

本文イラスト　渡部　健

第一章　私の体験的ダイエット

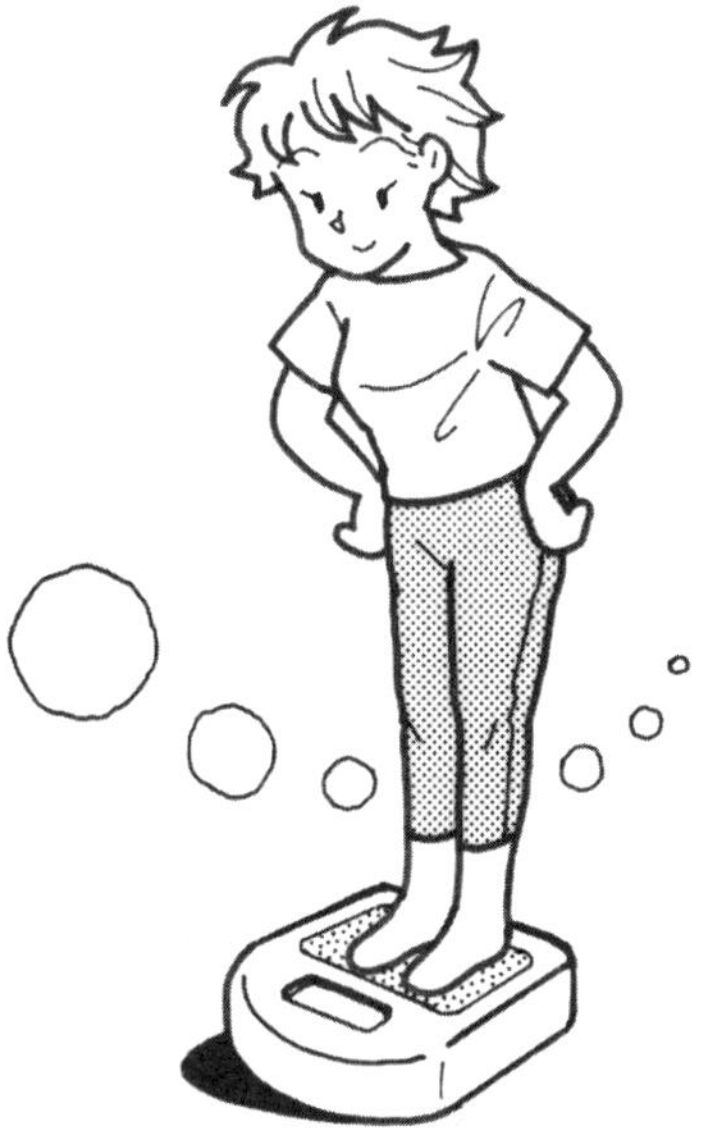

なんか最近太ってきたなァ…

（なんか最近、本当に太ってきた）

自分のお腹まわりを見て、なんとなく中年の悲哀を感じるようになったのはここ数年のことです。

それまで私は、外科医として第一線でバリバリ、仕事をしてきました。外来患者、入院患者の皆さんの「先生、ありがとう！」という言葉を励みに、難しい手術もこなし、一部の方からは〝脳性麻痺の頚椎症のオペ（手術）のゴッドハンド〟などという過分なお褒めの言葉もいただいておりました。

ですがそういう私も五〇歳を前に、体重が自分でも無視できないほどに増加してしまったのです。二〇〇一年暮れの時点で身長一七七センチ、体重八九・五キログラム。どうみてもこれは肥満というべき状態です。

（うーむ、まいった）

患者さんから糖尿病や痛風といった生活習慣病の相談を受ける立場の人間が、まさに生活習慣病の予備軍になってしまった。今まで患者さんに「やせなさい。やせなければ死にますよ」などといっていた言葉が、まさに自分に返ってきてしまったのです。やせなければ、命にかかわる。事実、そのころの私は頻繁な体調不良に悩まされていました。

まず腰痛。上半身の重量が五つの腰椎《ようつい》を圧迫し、神経が悲鳴を上げていました。このままでは椎間板《ついかんばん》ヘルニアという厄介な事態も考えられます。そして右足痛。とくにおしりからスネにかけて痛いのです。肥満はスネから足首にかけてを直撃すると身をもって悟りました。

私は釣りが趣味なのですが、長い時間立ったままの姿勢でいると、腰から下がミシミシ、音を立てるかのごとく苦痛を訴え始めます。

釣りはともかく、困ったのは手術時でした。外科手術では長時間にわたって直立姿勢を強《し》いられます。手術開始後しばらくすると、自分自身の痛みで集中力が妨げられるようになりました。これは由々《ゆゆ》しき事態です。

やせるしかない！

肥満の自覚は、下半身の痛みのみではありませんでした。

そのころ私は、昼間の診療中に眠気におそわれるようになったのです。とくに午後二時ごろになると意志の力ではどうにもならないほど、睡魔に襲われるようになりました。

午後の診療では、そのために患者さんを前に何度もあくびをするなどという失敬なことをしてしまうし、診療していても一時的に意識が飛んでしまい、自分が今なにをしていたのかわからなくなることもありました。

それが肥満と関係しているなど、自分ではわかるはずもありませんでした。そんな私にことの重大性を認識させてくれたのは、次のような妻の言葉でした。

「最近、いびきがおかしいわよ」

「いびきがおかしい？」

「うん、ときどき大きな音をだしたかと思うと五秒か一〇秒くらい、音がしなくなるの。なんだかすごく心配」

それを聞いた私はハタと思い当たることがありました。

（睡眠時無呼吸症候群だ！）

睡眠時無呼吸症候群とは、睡眠中に呼吸が何回も止まる症状のことです。むかしは居眠り病とかピックウィック症候群などと呼ばれていました。咽喉《いんこう》の空気が通る部分に脂肪がたまって、息ができなくなる症状のことです。この症状が出ると就寝中に十分な睡眠がとれなくなり、慢性的な睡眠不足になって、昼間ウトウト、居眠りをするようになるのです。ですから電車の運転士やトラックの運転手などにとっては、非常に危険な病気です。息ができないので酸素が不足し、狭心症を起こしたりすることもあるという怖い病気なのです。

（もう、やせるしかない）

下半身の痛みと睡眠時無呼吸症候群。この二つを目の前に並べられては、答えはおのずと出てきます。やせるしかない。

五〇歳を前にしての決断でした。

朝食はバナナだけ

私が太りだしたのはおよそ七年前、煙草をすっぱりやめたときからでした。その後、精神的ストレスなどもあり、肉など口当たりのよいものを食べ過ぎたりして、二〇〇一年には八九・五キロにまで増加してしまったのです。まさに医者の不養生《ふようじょう》といわれてもいたし方のない話です。

やせることを決意した私ですが、これでも医者のはしくれ、巷に氾濫《はんらん》している、時には死者の出る「○×式ダイエット」的な、科学的に見ていかがわしいものに頼ることなどできません。ダイエットはやはり医学的な根拠のある、健康に支障のない方法をとるべきです。

そういう私がまず着手したのは、やはり食事でした。

朝食をバナナだけにして、昼食を生野菜にしたのです。朝はバナナを三、四本食べて出勤しました。午前中の診療が終わると病院の食堂に入り、ドレッシングを拝借して持参した生野菜にかけて食べました。ただそれだと食堂に悪いと思い、きつねそばも注文しました。

生野菜を山盛りで食べるのは時間がかかり、顎《あご》も疲れるものだということをいやというほど実感しました。夜はつきあいもあり、今までと同じ食事とアルコールを続けました。

その結果、まず一週間で一キロやせました。うん、幸先《さいさき》いい。

バナナだけの朝食では最初は空腹でしたが、徐々に気にならなくなり、バナナも三、四本から二本、一本となり、ついには朝食を食べ忘れて病院に行くこともありました

（ただ、このときはさすがにお腹が空き、一一時ころ医局でバナナをほおばったりしました）。

一カ月後、体重を量ったところ四キロ減っていました。それほど無理をしている実感がなかったので「これはいける」と思いました。そのまま食事のコントロールを続けて、一カ月後計測したら、さらに三キロ減っていました。

二カ月で合計七キロの減量は、勇気を覚える結果でした。

五〇歳を前にして独立

しかしその後、なかなか体重が減りませんでした。食事のコントロールはこれまでどおりでしたが、壁にぶつかっている感じでした。

そして一カ月。体重は減っていませんでした。

食事主体のダイエットの限界だなと考えました。食べ物を制限するだけではなく、これ以上やせたいのならば運動もしなければならないと思ったのです。

早朝に起床して、出勤前にウォーキングをすることにしました。やや早足で、四〇分から一時間という時間です。休みの日、釣りに出かけたときなどは、帰宅してから近くの公園で約一時間歩きました。またエレベーターやエスカレーターに乗るのもやめて、昇りのときは階段を一段抜かしで歩くことにしました。

そのころ、ちょうど春の学会シーズンで、人事異動も重なり、飲み食いの機会が多かったのですが、四月までに八〇キロまで落ち、ようやく八〇キロの壁を破ることができました。

そしてちょうどこのころから、私は著しい体調変化を自覚するようになり、「健康」とは何かを医学の本ではなく自分の肉体で悟るようになったのです。後述するように、私の心身の変化は素晴らしいものでした。

そして同時に、私のなかである思いが湧き出してきたのです。医者として、健康になった喜びを患者の方々と分かち合わない手はない。できることなら、私自身が指導して肥満にまつわる症状に苦しんでいる患者さんたちの治療をしたい。

ですが、大病院には〝科の壁〟というものがあります。整形外科医の私が、内科の先生を差し置いて、患者さんに食事指導などできるものではありません。

この事態に、私も悩みました。結論は、しかし一つでした。

独立です。

男、五〇を前にしての決断でした。思い切ったことですが、患者さんに自由に自分なりの治療を行うには、組織を離れて自分の城をもつしかありません。

二〇〇二年七月の開業を目指し、準備に忙殺されるようになりました。幸い場所はすぐに見つかりました。そして私は、もうひとつ重要なこととして〝開業までに体重を七七キロにする〟という目標を立て、紙に書いて貼りました。忙しいなかで必死にウォーキングを続け、目標月までになんとか七七キロまで落としました。

開業後はとくに意識しませんでしたが、朝は果物、昼は生野菜という食事を続けたところ、体重はゆるやかに減少し、二〇〇三年には七一キロにまで落ち、標準体重に近づきました。

このダイエットを通して、体が軽くなったのはもちろんのこと、私が経験した心身の変化は素晴らしいものでした。それを説明したいと思います。

ダイエット後の私自身の変化

一、脂肪肝が治った

脂肪肝とは肝臓に多量の脂肪が蓄積したものであり、アルコール性・栄養性・糖尿病性といったものがあります。ときに肝硬変にも移行する危険なものです。

以前の私はガンマGTP一三〇以上、コレステロール値二七〇以上、中性脂肪値は多いときで五〇〇を超えるというはなはだ好ましくない状態でしたが、ダイエット後はすべて正常化し、GTP二二、コレステロール一五〇前後という良好な数値を保っています。

二、五十肩が治った

自分自身、患者さんからたびたび相談を受け、治療にもたずさわってきた五十肩にかかったのは、私が四九歳のときでした。患者さんからその辛さを訴えられ、私も同情してきた五十肩ですが、自分がかかると、なるほどこれは辛いと納得せざるを得ませんでした。

関節内注射やリハビリを続けても、一時的にはよくなるのですが、しばらくするとまた元に戻るのです。これは厄介だ、長期戦になるかなと思っていたものが、翌二〇〇二年にはいつのまにかなくなっていました。

コレステロールや中性脂肪が正常化したことと、大いに関係があると思います。

三、いびきをかかなくなった

肥満ゆえの睡眠時無呼吸症候群が解消され、いびきをかかなくなりました。それまで昼前や夕方頃に眠くなることがたびたびだったのですが、夜十分な睡眠がとれるようになると、そういったこともなくなりました。

四、胃がもたれなくなった

これまで、とくに脂っこいものを食べたりすると胃もたれになって苦しかったのですが、それがなくなりました。

これには食事の量も関係しています。朝食と昼食が全体的に小食になり、夕食で満腹になるまで食べても、胃がもたれなくなりました。

五、排便・放屁の回数が約二倍に増えた

現在、排便は午前中に時間を空けて二回か、あるいは朝と昼の二回というところです。

臭《にお》いもさほど悪質な感じではなく、便が水に浮くこともよくあります。これは、食事に繊維質のものが多いことを示しています。放屁《ほうひ》は所構わずで、手術中など困りま

す。これも繊維質の摂取量が増えたためではないかと思っています。

六、風邪をひきにくくなった

私は生まれつき咽喉が弱く、風邪をひくと扁桃腺がはれて高熱が出る体質なのですが、ダイエット後は軽い風邪を一度引いただけです。植物酵素のおかげなのでしょうか、自然に免疫力が高まったようです。

七、上り坂や上りの階段で息があがらなくなった

これは、ひとえにウォーキングによって足腰を中心に体力が増し、加えて体重が減少した結果であると思っています。心臓についていた内臓脂肪が減ったり、動脈硬化が改善されたりといったことも考えられます。ちなみに、私のクリニックで使っている動脈硬化を計る機械で自分自身を測定してみたところ、血管年齢は三〇歳代と出ました。

八、血圧が下がった

以前は最高血圧一三〇前後でしたが、最近は約二〇㎜Ｈｇ下がって一〇〇から一一〇といったところです。減量やウォーキングなどの効果のほかに、小食になって塩分摂取量が減ったことも関係していると思います。

ちなみに最低血圧は七〇前後で、これは以前と同じです。

九、花粉症が改善された

私も四〇代前半から春になると花粉症に悩まされてきました。鼻水や鼻づまりがひどく、目のかゆみに辛い思いをしました。それがダイエット後はほとんどなくなりました。体質に変化が生まれたのではないかと思っています。

一〇、生野菜のおいしさを初めて知った

生の野菜がこれほどおいしいものだったとは！

とくに旬《しゅん》の野菜はさわやかで、栄養が体のすみずみまでいきわたるような気がするのです。精神的にも穏やかになりました。いまでは外食のときにも必ず生野菜を注文します。しかしながら、和食や中華のお店にはなかなか生野菜をおいていないのが悩みのタネです。

一一、嗅覚や味覚など五感が鋭くなった

体重を落としてから、釣りや自然公園でのウォーキングなど、自然に親しむことで心身をリフレッシュすることが多くなりました。そのためでしょうか、感性まで磨かれたようです。嗅覚や味覚が鋭くなったような気がします。

一二、右手のイボが自然になくなった

私は二年前から、右手親指の付け根に原因不明のイボができていました。そのため、手術の際にはハサミが使いづらく、また手を洗うときにはジャリまじりで洗っている

ような違和感を覚えていました。

ところが、ダイエットを経た今年（二〇〇三年）になって、徐々に小さくなり、とうとう消滅し、もとのすべすべの肌に変わってしまいました。自分でも驚いています。ときおり聞く〝ガンが消えた〟という話は、やはり本人のエネルギーや免疫に関係しているのだ、と考えるようになりました。

一三、ズボンのバンドを三回カットした

体重減に伴い、当然ながら胴回りも小さくなりました。それでズボンのベルトを二センチずつ、三回くらいカットして短くしました。

ですが、中年の悲しさか、皮膚がたるんでシマリがなくなり、立ったままの状態でウエストを測ると以前とあまり変わっていないのにはショックを受けました。年はとりたくない…。

一四、自然と親しむことで、四季の移り変わりに敏感になり、人間が樹木や草花、鳥や小動物たちと共生しているという実感を初めて得た

自然公園をウォーキングすることで、私は非常に大きな財産を得ました。人間は大自然のなかで他の生物と共生しているという事実を、実感として悟ったのです。

私の自宅のちかくには舞岡公園がありますが、私はそこに自分なりの「三〇分コース」「四〇分コース」「四五分コース」「五〇分コース」「七五分コース」を設定し、ヒマを見つけてはウォーキングしました。公園のなかには畑や田んぼ、池などもあり、そうした場所を訪れることで、自然に対する感性が磨かれたのかもしれないと思います。

人間は単独で生きているわけではありません。人間は紛れもなく、他の動植物たちとともにこの地球上で生きているのだということを、田んぼや畑を歩くたびに感じるようになりました。

妻にも変化が現れた

私につき合うことで、私の妻もごく自然にダイエット生活に入りました。その結果、私に負けず劣らず、心身に変化が生じたそうです。それを記してみます。

果物と野菜の朝食・昼食で一〇キロの減量に成功した

妻はこれまでにも油抜きダイエットや卵ダイエットなどを経験し、そのたびに体調を悪くしたり、肌が荒れたりして、結果リバウンドを繰り返していました。

ですが私と同様、妻も朝は果物、昼は生野菜という食生活を実践したところ、難なく一〇キロの減量に成功し、彼女自身驚いています。

偏頭痛や肩こりが減った

妻は以前は偏頭痛に悩まされ、そのたびに寝込むこともしばしばでした。アメリカに行ったときなど、作用の強い薬を買いだめしたりしていたものです。

それがダイエット後は、回復力が増したために、多少具合が悪くても一晩眠れば治るようになり、一切薬は飲んでいないそうです。これは、交感神経が刺激されたためではないかと考えられます。病気にもよりますが、慢性の痛みで悩んでいる人には、交感神経を刺激することが有効な場合があるのです。空腹になると交感神経が優位になりますので、これもダイエットの効果かと思います。

風邪をひかなくなった

妻は、いままでは一年に三回くらい発熱をともなう風邪をひくのが常でした。それがこの一年は一回もひいていません。やはり免疫力が高まったからでしょう。

第二章　老廃物の沈着こそ万病のもと

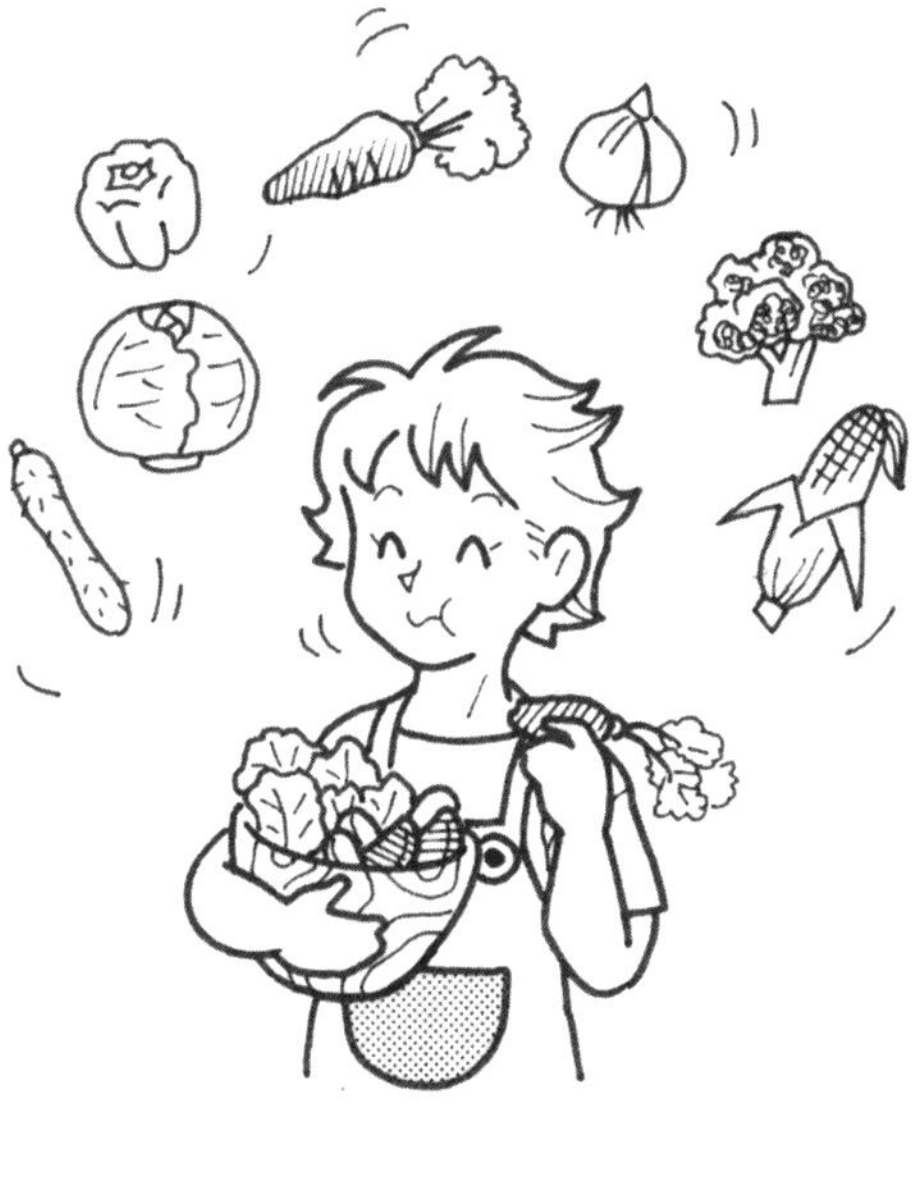

人間はいまや八十年

〝人間五十年、下天の内を比ぶれば〟

これは織田信長が好んで舞った幸若《こうわか》「敦盛《あつもり》」の一節ですが、現代ではさしずめ〝人間八十年〟でしょうか。

エイズやＳＡＲＳなど、人類には新たな感染症が次々とおそいかかってきますが、にもかかわらず、人類の寿命は今後とも伸び続け、西暦二〇五〇年には平均寿命九四歳に、二一〇〇年には一〇四歳に達すると予想されています。

現在五〇歳の人の二人に一人は、一〇〇歳まで生きられる計算になります。

このように、たしかに日本は世界一の長寿国になりましたが、私の周囲でも医師を含めて働き盛りの四〇代、五〇代の人たちが何人も〝運悪く〟ガンや心臓病で命をとられています。

しかし、ガンや心臓病になるかならないかは運がすべてというわけでは、もちろんありません。

たしかに、タバコを吸い続けて長寿を全うした人もいますが、昔から〝医食同源〟という言葉があるように、多くの病気が食生活に起因していると考えられています。

およそ一〇年前、アメリカの公衆衛生局長官が「すべての病気の六八パーセントが食事と関係している」と警告しました。

この「すべて」のなかに、関節痛や腱鞘《けんしょう》炎など整形外科的なトラブルも含まれていることを、今まで誰も指摘してきませんでした。

私は整形外科医として過去何万人という患者さんに接してきましたが、外傷を除く疾患の多くが、食事を含めた生活習慣に起因していることに気がついたのです。

老廃物はさまざまなトラブルを引き起こす

肥満の人が腰痛、膝痛もちになりやすいことは皆さんよくご存じと思いますが、それだけではありません。

関節に関連するトラブルには、変形性関節症などの関節内で生じるものと関節周囲で生じるものがあります。関節周囲で生じる疾患には、『肩関節周囲炎』（いわゆる五十肩）や『上腕骨外上果炎』（いわゆるテニス肘）、『股《こ》関節周囲炎』（股関節という脚の付け根の周囲に突然生じる痛み）、『アキレス腱周囲炎』（アキレス腱自体やその周囲に生じる炎症）、『足底筋膜炎《そくていきんまくえん》』（足の裏やかかとの周囲に生じる炎症）など、いわゆる腱や靭帯《じんたい》が骨に付着する所で生じる「付着部炎〈症〉」や、『バネ指』（おもに親指や中指などに生じる腱鞘炎で、バネのようにひっかかり現象が生じることからバネ指といわれる）、『デクエルバン病』（手首で生じる親指を伸ばす腱の狭窄性《きょうさくせい》腱鞘炎）など、さまざまな種類があります。

これらのトラブルは、関節の使いすぎという機械的な因子に加えて、体内に存在する活性酸素や酸化ＬＤＬコレステロール、過剰な尿酸や乳酸などの、いわゆる老廃物析出《せきしゅつ》が大いに関係していると考えられます。

このことはまだ科学的に実証されたわけではありませんし、科学論文や整形外科の指導書などにもいっさい書かれていませんが、私の経験上まず間違いないと思われます。

私がこのことに気づいたのは、血液透析患者の治療を通してでした。「手根管《しゅこんかん》症候群」という手の神経（正中《せいちゅう》神経）が麻痺する病気は、かなりの頻度で血液透析患者さんに生じるものですが、その原因は体の中に溜まった老廃物（おもにアミロイドという物質）の手根管（手首の掌側にある正中神経が通る管）への沈着です。

この病気以外にも、透析の患者さんには脊椎《せきつい》、肩、股、肘、指などに老廃物の沈着に起因する病気が多発します。

生活習慣病はさまざまに波及する

老廃物をすべてろ過しきれない透析患者さんに多発する、老廃物が原因とみられる病気は、実はわれわれ一般人にも頻繁に生じているのです。実際、バネ指の患者さんの多くは高脂血症（コレステロールや中性脂肪が多い病気）を合併しています。

木の枝につかまって生活している猿やチンパンジーのほうが、人間よりも手や指を使っているにもかかわらず、バネ指や手根管症候群などにはなりません。

また、年中走り回っている野生の動物にアキレス腱周囲炎はありません。これは老廃物が人よりも極端に少ないからではないかと推察されます。

以前から、テニス肘やバネ指は同じ筋肉や腱の使いすぎにより生じるといわれてきましたが、オーバーユーズ（使いすぎ）のような機械的・物理的刺激のほかに、もう一つ整形外科的な痛みを引き起こす原因があったのです。肥満の人に膝や腰の痛みが生じるのは、単に物理的な体重の重さや姿勢の問題だけではなく、体内の老廃物も関係しています。

実際、痛風や高尿酸血症の人には石灰《せっかい》沈着《ちんちゃく》性腱炎（関節周囲で石灰の結晶が析出するために生ずる激痛）が肩、肘、股、アキレス腱周囲などに頻繁に生じます。

老廃物に起因した整形外科的病気

①バネ指

バネ指は指を曲げる腱の鞘が肥厚《ひこう》することにより生ずる病気です。主に使いすぎや老廃物の沈着により腱や腱鞘に炎症が生じ、腱と腱鞘のすべりが悪くなって〝引っかかり〟や〝ロッキング〟といって指の関節が動かなくなる現象が出現し、同時に痛みを生じます。

とくに朝〝引っかかり感〟や〝こわばり感〟を強く感じるのが特徴です。主に親指に起こりますが、中指や薬指にも生じます。指に力を入れると痛むのであまり使わないようになり、放置すると関節の拘縮（関節が硬くなること）をきたします。塗り薬や腱鞘内ステロイド注入などで治療しますが、治らない場合には手術も考慮されます。ちなみに私の経営している大成整形外科クリニックでは皮下腱鞘切開術といって、皮膚を切開しないで注射針だけで腱鞘を切開する方法を取り入れています。一分足らずで済み、翌日の創《きず》チェックだけで消毒に通う必要がありませんので、患者さんに喜ばれています。

②テニス肘

手首を上に反らせるときに肘関節の外側に痛みが生じる症状で、正式には『上腕《じょうわん》骨外側上果炎《こつがいそくじょうかえん》』といいます。テニスをしている人に頻発したため、昔はテニス肘と呼ばれていました。テニスのラケットを持つ動作とボールをはじく際の衝撃が、肘に付いている手首を背側に反らす筋肉（とう尺側手根伸筋）にオーバーストレスをもたらし、肘への付着部で炎症が生じるのですが、最近ではとくにオーバーユーズでない人にも頻繁に生じます。おそらく老廃物の沈着が原因と考えられます。ストレッチ療法や塗り薬、温熱療法、前腕バンドなどの治療法があります。

③肩関節周囲炎

いわゆる五十肩と呼ばれている疾患です。肩に付いているいろいろな腱や滑液包《かつえきほう》に生じる炎症で、時に石灰が沈着しているのがX線像上で確認されます。ある日突然始まり徐々に肩の痛みと運動制限が進みます。夜間痛むのもこの病気の特徴です。ちょっとした外傷や冷え、疲労などによる局所の酸性化が、老廃物の沈着をもたらすと私自身は考えています。温熱療法や運動療法、外用薬、関節内ステロイド注入などの治療法があります。

④アキレス腱周囲炎

アキレス腱の周囲に炎症が生じるために痛む病気です。原因は過度の負荷のほかに、肩関節周囲炎と同様に老廃物の沈着が考えられています。温熱療法やストレッチ、塗り薬などで治療します。

⑤股関節周囲炎

最近とくに増えている病気です。突然股関節の周囲や臀部《でんぶ》に疼痛《とうつう》が出現し、歩行に支障をきたします。ある方向に足を振り出す際に痛むが、別の方向に振り出す際には痛みが出ないというように、限定された範囲で痛みます。しかし重症になると歩行不能になります。原因は股関節周囲の筋や腱、靭帯の骨への付着部で炎症が生じる、いわゆる付着部炎（症）と考えられています。よく腰の病気と間違えられて腰のコルセットなどが処方されますが、腰椎の運動時痛がないのが特徴です。アキレス腱周囲炎などと同様にストレッチや温熱療法、消炎鎮痛剤などで治療します。

⑥足底筋膜炎

足の裏やかかと、足の親指の付け根に痛みが生じる病気です。歩き始めや長く立位を続けた後などに痛みを強く感じます。足底筋膜の付着部の炎症で、踵骨棘というかかとにできる骨のとげとも関係します。ストレッチや外用薬、靴の中に入れる各種インソール（中敷）などで治療します。

⑦デクエルバン病

手首の親指側の痛みです。親指を伸ばす腱の腱鞘で起こる炎症です。赤ちゃんの世話などで急に手作業がふえるので若いお母さんに多い印象があります。通常の腱鞘炎と同様に外用薬やステロイドの腱鞘内注入などで治療します。

⑧手根管症候群

手根管とは手首の掌側の正中神経が通る管で、横に走る横靭帯がふたをしていますが、その中で神経が圧迫される病気です。最近パソコン作業を長く続ける人にこの病気が頻発することが指摘されましたが、調査した結果、マウスの操作のときに手首の掌側をテーブルの面にあてるので正中神経が圧迫されることが原因でした。発症は時間に関係しており、週に二五時間以上操作する人に多発したと報告されています。また血液透析をされている方はアミロイドという物質が手根管に溜まりやすく、この病気の発症率が高くなり、場合により手術が必要になることもあります。

とくに筋肉疲労による乳酸の蓄積や、冷え・打ち身などによる局所の循環障害は、その部分を酸性に傾け、その結果老廃物が結晶化しやすくなるわけです。

ちょっと肩を捻《ひね》ったり冷やしたり、あるいは下にして熟睡した翌日から、激痛とともに急に腕が上がらなくなって当院に来院される患者さんのX線像を撮ると、石灰の沈着が証明されることがたびたびあります。逆に、これをきっかけにして高コレステロール血症や痛風が初めて診断されることもよくあります。

つまり、生活習慣病は糖尿病や高血圧など内科疾患だけではなく、整形外科疾患もふくんでいるというわけです。

わかりやすくいえば、老廃物が内臓にしみ出れば胆石や腎、尿管結石になり、動脈の壁に老廃物がしみ出れば動脈硬化になり、関節や関節周囲、腱などにしみ出れば関節炎や五十肩、腱鞘炎になるわけです。まさに医食同源です。

人類はもともと雑食動物ではなかった

また、悪しき習慣は〝ガン〟の発生とも関係しています。アメリカ国立がん研究所は「すべてのガンの三分の一以上が食事と関係している」と警告し、たばこをやめてプラントベース（植物中心）の食事に変えれば、アメリカ人のガン死亡を六〇〜七〇パーセント防げる、と指摘しています。

日本でも平成一四年五月一日のＮＨＫ番組で、ガン予防の一四カ条が放送されました。

次ページにその十四カ条を紹介しますが、重要な順から並べてあるその第一番目が「植物性食品を中心とした食事」です。

最近のデータとして、アメリカ人の四六パーセント（一億二千万人）が肉食の量を減らしており、逆に日本ではその量が増え続けた結果、世界一の長寿国である日本人の全ガン死亡率がアメリカを上回ったそうです。

本当に人間は、ほとんどの栄養士が考えているように雑食動物なのでしょうか？
NHKの番組では、第七番目に「肉は一日八〇グラム以下」と指摘していましたが、本当は肉は食べないほうがいいのではないでしょうか？

地球上には一〇億種以上の異なった動物が存在しています。そして、それぞれ何を食べているかによって肉食動物、草食動物、穀食動物、雑食動物、果食動物などに分類されています。

ウサギのような草食動物に肉を与え続けると心臓病になりますが、本来肉食の犬や猫に肉を与えても動脈硬化にはなりません。

ゴリラやチンパンジーなどの霊長類は果食動物であり、食べ物の九〇パーセントが果物と野菜で占められています。

チンパンジーと人類はその祖先を同じくし、六〇〇万年前に分かれてそれぞれ進化しましたが、両者の生理学的、解剖学的な構造にはわずか一パーセント強の違いしかないという報告もあります。

がん予防14か条

（NHKがってん書庫より）

第1条 植物性食品を中心とした食事

第2条 肥満を避ける

第3条 運動の維持　　1日1時間は運動を！

第4条 野菜・果物を1日400ｇ～800ｇとる

第5条 穀類・芋・豆を1日600ｇ～800ｇとる

第6条 お酒は適量

第7条 赤身の肉は1日80ｇ以下

第8条 脂肪は控える

第9条 塩分は1日6ｇ以下

第10条 カビ毒に注意

第11条 食品は腐らないよう冷蔵庫に保存

第12条 食品添加物や残留農薬に注意

第13条 黒焦げのものは食べない

第14条 栄養補助食品に頼らない

東アフリカのリフトバレーに生まれたわれわれ人類の祖先の化石を検証した結果、非常に大きな臼歯《きゅうし》と小さな門歯《もんし》があり、肉食には不向きだが植物性のものを大量に食べるには理想的であることが判明しました。ここからいえるのは、もともとは草食・果食であった人類が、環境の変化に順応するために雑食になったのではないかということです。

人類が本来、肉や魚を食べる動物であるならば〝生〟で肉や魚をウロコごと、あるいは体毛ごと頭からバリバリ食べられるようなドラキュラのごとき歯をもち、しかもいろいろな雑菌に対する抵抗性や、毒物に対する解毒能力をもっているはずです。肉食のネコは、雑菌だらけのドブネズミを捕まえると勝ち誇ったかのような鳴き声をあげ、バリバリと食べますが、決して病気にはなりません。人間が同じことをやったら、果たしてどうなるか…。

人は本来肉食ではないことがおわかりいただけたと思います。

日本人が外国で適応しにくいのは内臓に原因があった？

余談ですが、肝臓という器官は、たんぱく質をつくると同時に、いろいろな物質に対する解毒作用をもっていることはみなさんもご存じだと思います。

日本人は海外旅行の際、下痢をしたりお腹が痛くなったりすることが多く、よく「水にあたった」などと表現されます。

しかし、日本に来る欧米人で、消化器症状を起こしたという話を聞いたことがありません。最近では、整形外科学会にたくさんの欧米の先生方が講演や発表のために頻繁に来日されますが、懇親会での食べっぷりは見事なものです。

日本人は、欧米人と比べて環境に対する適応能力が低いのでしょうか？　実際、ベトナムのホイアンやフィリピンのマニラなど、東南アジア各地にあった日本人町は、知らぬ間に消滅してしまいました。

このような事実に対する根拠として、日本人は解毒作用を有している肝臓が小さいため、という説が有力視されています。

日本人の大腸は一・五〜一・七メートルで、欧米人の一・三メートルに比べて体格のわりに長いのですが、肝臓は逆に欧米人の二分の一から三分の一の大きさしかありません。

この事実は、肝臓移植手術で判明したそうです。つまり、日本人に欧米人の肝臓を移植する際、大きすぎて寸法適合性に問題が生じるため、肝臓の右葉か左葉のどちらかだけを使う部分移植方式を採用せざるを得なかったのです（ちなみに左葉は右葉の半分の大きさですので、小柄な日本人の肝臓の大きさは欧米人の三分の一しかないといえます）。

ポルトガル人や華僑が長生きする東南アジアの風土で、日本人町が消滅したのも、また酒を飲みすぎるとヨーロッパ人はアルコール中毒になるのに、日本人はアルコール中毒になる前に肝硬変になってしまうのも、小型肝臓のせいかもしれません。

本題にもどりますが、幼少時よりわれわれ日本人は「でんぷんはパンやご飯、カルシウムは小魚や牛乳、タンパク質は肉や魚、ビタミンは野菜からとる」などと教育され、バランスよい食事をすすめられてきました。いまでも「三〇種類の食品でバランスのよい食事」がすすめられています。

しかし、実際に野菜しか食べないベジタリアンの人たちは、栄養失調になっているでしょうか？

貧血や骨粗《こつそ》鬆症《しょうしょう》になっているでしょうか？

そんな事実はどこを調べてもありません。それどころか、雑食のわれわれよりも、ずっと健康的です。

有名人のなかでベジタリアンといえば、カール・ルイスやエドウィン・モーゼスなどの一流アスリート、歌手のマドンナ、ホイットニー・ヒューストン、マイケル・ジャクソン、俳優のリチャード・ギア、メル・ギブソンなど、枚挙にいとまがありません。

野菜や果物には、たんぱく質やカルシウムなどのミネラルがたくさん含まれています。今アメリカでは七パーセントの人がベジタリアンだそうです。

ベジタリアンという意味は、野菜のベジタブルという意味ではなく「健康で生き生きとして力強い人」という意味だそうです。

このように、植物性食品の優秀さと、後述する肉食の危険性については実は二〇年以上前から大勢の研究者により多数報告されてきたにもかかわらず、意図的か偶然かわかりませんが、無視され、忘れ去られ、逆に「肉は健康の源」とか「肉のスタミナで夏バテを防ごう」といった宣伝がいまだに世の中に満ち溢れています。

過去の医師たちは、なぜ真実を教えてくれなかったのでしょうか?

〝医食同源〟という言葉は、医師であれば誰でも知っているはずなのに、医学教育の中に栄養学や食についてのカリキュラムが欠落していることに、なぜ誰も気がつかないのでしょうか?

現在、医学に関する論文は、世界中で二〇～三〇秒に一つずつという膨大な数が発表され続けています。ですから真実を知らない理由は、単にその証拠に出会っていないからかもしれません。

また、医学生の教育は病気の診断と治療に重きがおかれ、予防に関してはないがしろにされてきた感も否めません。

〝健康的にやせる方法〟を求めて

このような〝食〟についての疑問や動物性食品に含まれている老廃物に対する警告を、一刻も早く患者さんに伝えたいとの思い、それに先に述べた私自身の減量の必要性がダイエットのきっかけとなり、この本を書くきっかけとなりました。

『健康的にやせるための二六ポイント』をつくるに当たっては、安保徹先生の書かれた『未来免疫学』（インターメディカル刊）と松田麻美子さんの書かれた『常識破りの超健康革命』（グスコー出版刊）、及びハーヴィー・ダイアモンド氏の書かれた『ライフスタイル革命』（キングベアー出館刊）、ピーター・コックス氏の書かれた

『ぼくが肉を食べないわけ』（築地書館刊）は参考とすべき点が非常に多く、現在でも私の座右の書となっています。

しかし、お医者さんの書いている本を読んでも明らかに間違っている内容が多く、何より整形外科の視点からみた正しい健康的なダイエットの本が見あたりませんでした。

このことも本書を書くきっかけになりました。

前述したように、私自身減量によって歩くのが非常に楽になり、昼の居眠りや腰痛もまだ多少は続いていますが、減ってきています。まだ標準体重よりは多いのですが、時間をかけてゆっくりと減っていけばいいと考えています。

また、血液検査でも脂肪肝だった肝臓の数値は正常化し、善玉コレステロールは増え、悪玉コレステロールは逆に減りました。

余談ですが、私は二年前までガンマGTP値が三桁を超えており、その原因はアルコール性の脂肪肝だと思っていました。ところが、今回のダイエットでアルコールの量は減っていないのに、ＧＴＰ値が二〇まで下がり、普通の脂肪肝が主体だったことが判明しました。

最近のトピックスで、非アルコール性脂肪肝に紛れて〝非アルコール性脂肪性肝炎〟が数パーセント存在することが明らかにされています。これは一〇年くらいで肝硬変になる病気ですから楽観できませんが、両者は組織を採って調べてみないと区別がつかないそうです。ちなみに、脂肪肝も脂肪性肝炎も減量により改善します。

ダイエットの原則は、一生続けられる方法を選ぶことです。ダイエットに失敗してリバウンドを招き、また別の方法を探す〝慢性ダイエッター〟になってはいけません。一～二週間で三～四キログラムも減量するような極端な方法は、非健康的です。また、食事をすべて他人まかせにするのも考えものです。カロリー制限の宅配食もいつまで続けられるでしょうか？　自分でカロリー計算を覚えて、食事をつくれるようになれれば意識も高まるでしょう。

低脂肪食は、食事に対する満足感を低下させ、ダイエットの継続を困難にさせるという人もいますが、慣れれば問題ないと思います。それどころか、毎日体重を計り、減量を自分の目で確認していくのが楽しみのひとつとなります。でも、誤解のないように繰り返しますが、私の方法はダイエットだけが目的ではなくて〝より健康的になる〟というのが第一義です。

ダイエットは二次的な現象であって、おまけのようなものと考えていただければよいと思います。

第三章　午前のダイエット八つのポイント

起床して間もない午前中。
この時間帯をいかに過ごすかで、その日の活動も違ってきます。

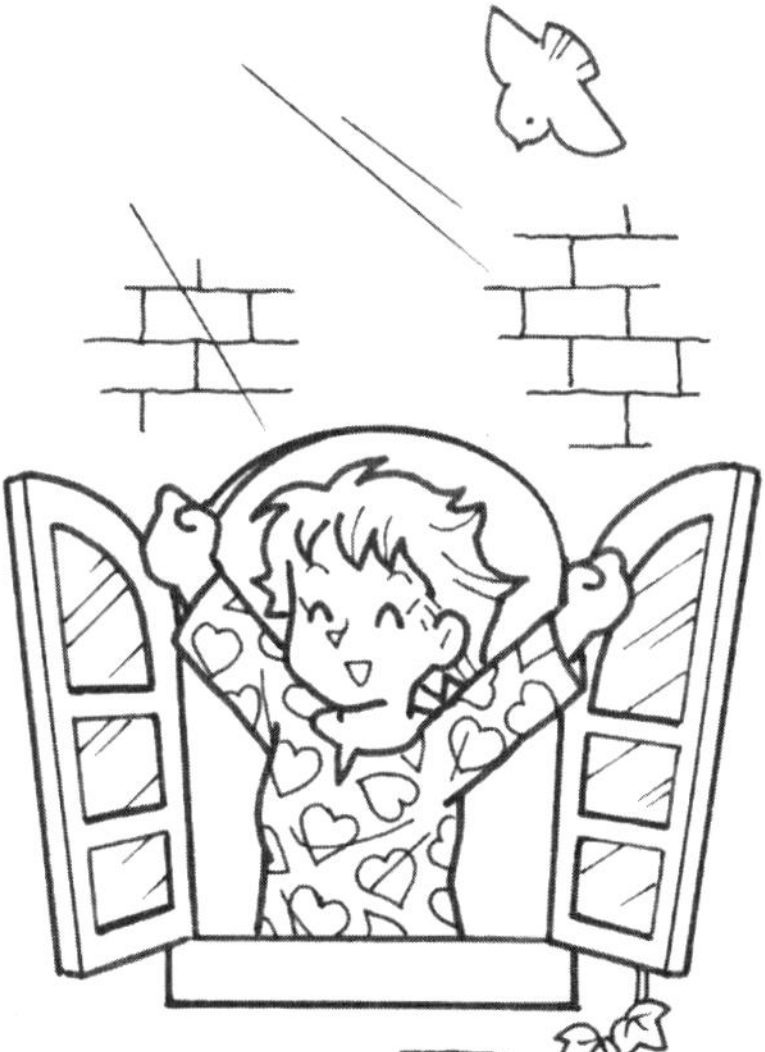

では、私が考案した『健康的にやせるための二六ポイント』をご紹介しましょう。何度も読み返し、ご自分の生活で実行されることを望みます。

ポイント① 朝ふとんから出る前にエクササイズを！

一日の始まりには、軽く体を動かして関節をほぐしましょう。代謝をアップさせ、脂肪の燃焼を助けます。

① 背中のストレッチ

就寝中は、多少の寝返りをするとはいえ、かなりの時間同じ姿勢を続けているはずです。そのため、とくに中高年の人の関節や脊椎（背骨）は多少硬くなっていますので、ほぐす必要があり、ふとんから出る前にふとんの中で行う簡単なエクササイズをおすすめします。

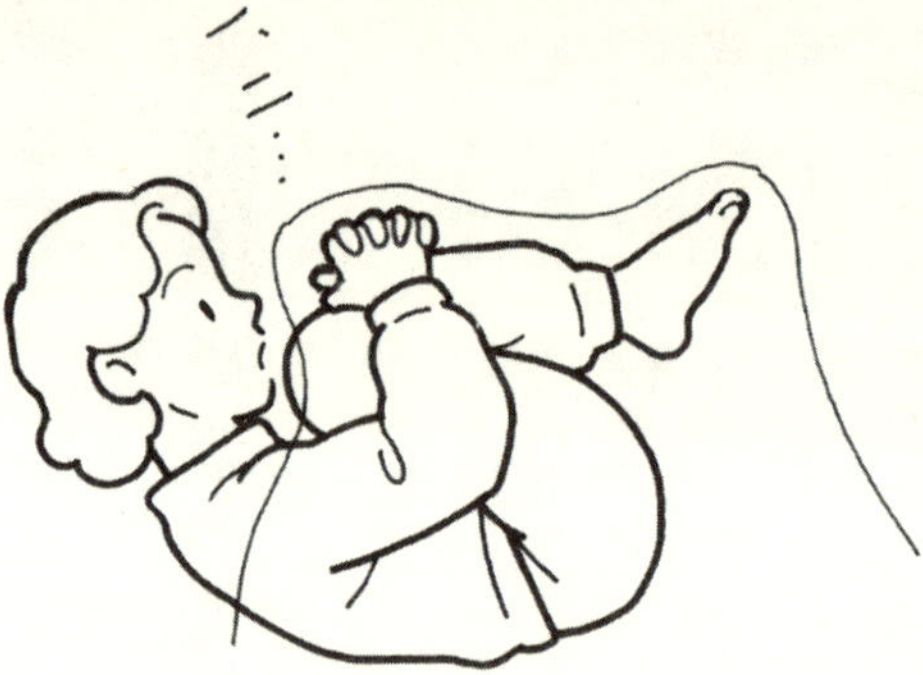

背中のストレッチ

ゆっくりと両手で両膝を抱え、できるだけ胸に近づけて三〇秒（背中のストレッチと肘・膝・股関節の屈曲《くっきょく》）、この姿勢を保持します。これは仰向けでも横向きでもかまいません。

この運動は、とくに腰の椎間関節という背中側にある関節のストレッチになります。

②腹筋の運動

次に、仰向けで両膝を立ててお臍《へそ》を見るように上体を持ち上げる腹筋運動を行います。頭を一〇センチ持ち上げれば上部の腹筋が、二〇センチ以上持ち上げると下部の腹筋も鍛えられます。

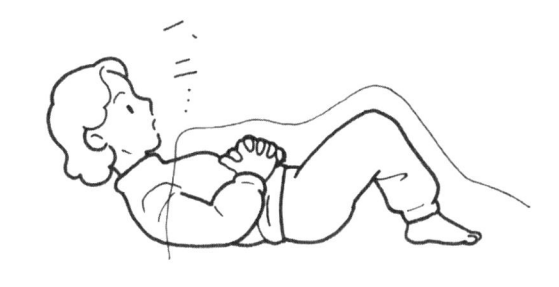

腹筋の運動

回数は少なめから始め、各自で判断してください。この運動は腰痛の人にとくに有効です。

③膝の運動

布団の重みを利用して、大腿四頭筋の訓練もできます。

片膝を伸ばしたまま、かかとを一〇センチ持ち上げて五秒保持します。足を下ろして、すぐまた持ち上げるという動作を繰り返す方法です。

膝の悪い人にはとくに有効です。ただし腰の悪い人は、必ず反対側の膝を立てて行ってください。

以上、①②③の運動をすべて終了したころに

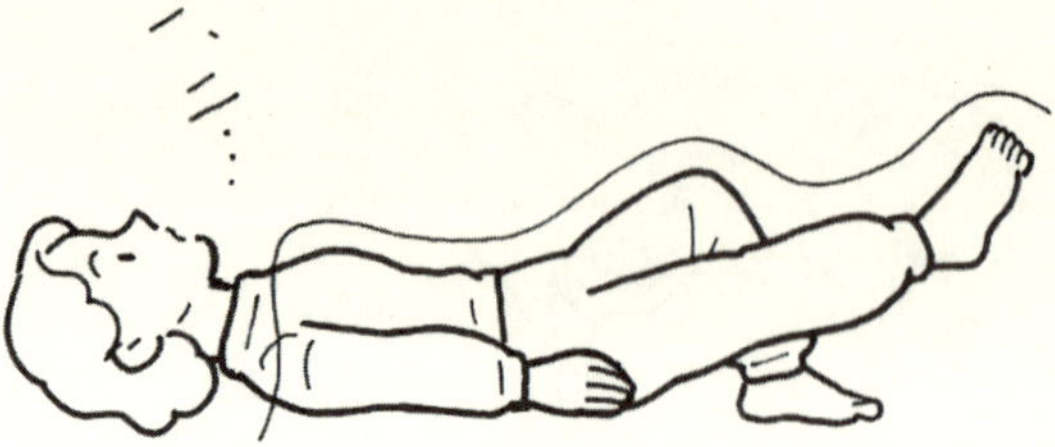

膝の運動

は、目も醒めてくるはずです。

更年期障害の一症状である、朝だけ手がしびれる、あるいはこわばるというういわゆる末梢の循環障害が原因の症状も、この三つのエクササイズで治るはずです。朝は低下気味の血圧が少し上がり、循環障害が改善されるからです。朝起床時の腰痛発症の予防にもなりますので、ぜひ五分早く目覚ましをかけて励行《れいこう》してください。

これらは、いわば無酸素運動の筋力トレーニングですが、実施する際に一つだけ注意があります。必ず呼吸を止めずに行ってください。

呼吸を止めて行うと一時的に血圧が上がりますので、とくに高齢者や高血圧の人は要注意です。対策として、数を数えながら行えば、自然に息を出すことになります。

いずれの、エクササイズも痛みが出るようなら控えてください。

ちなみに、無酸素運動とは息を止めてする運動のことではありません。短距離走や筋肉トレーニングのように、瞬間的に強い力を必要とするときに行われるのが筋内のグリコーゲンの代謝であり、この代謝は酸素を必要としないため、無酸素運動といわれているのです。

無酸素運動は脂肪を代謝しないため、ダイエットにはならないとされてきましたが、最近の研究で、無酸素運動も筋肉量を増やすだけではなく、体脂肪の減少をもたらすことが証明されています。のみならず、筋力を保つことで高齢者の転倒防止にもつながることから、高齢者にも無理のない範囲での筋肉トレーニングがすすめられるようになりました。

また、朝、顔がほてるとか頭痛などの症状があるときは、「早朝高血圧」の可能性がありますので注意が必要です。

血圧は一日のうちでかなり変動することがわかっており、自律神経によって調節されています。

正常な血圧の人は起床時に低く、その後徐々に上昇し、昼頃にピークを迎え、その後一度下降し、夕方再びピークを迎えた後徐々に下降し、深夜に最低となります。しかし、高血圧の人は自律神経系の異常からこのパターンに変動が生じ、明け方から起床時にかけて血圧が上昇するパターンが約半数に見られます。

これを早朝高血圧といい、起床後さらに血圧が上昇するため心筋梗塞や脳卒中の危険性が高まり、注意が必要です。

最近では、血圧の計測を二四時間行い、各人で異なる血圧変動のパターンを調べ、血圧が高くなる時間帯に薬の血中濃度が高くなるような投薬方法がとられ始めています。

このような方法は、時間薬理学に基づくもので、「時間治療」と呼ばれています。

肉体は時間とともに変化する

ついでに、時間薬理学について一言（『日経メディカル』一九九九年一〇月号より抜粋）。

人間の体は、交感神経と副交感神経でコントロールされています。各種体内ホルモンや胃液・消化液の分泌量、血圧、体温、尿量など、すべて時間とともに刻々と変動しており、それぞれにピークの時間帯が異なります。そのため、病気の発生しやすい時間帯も疾患ごとにそれぞれ異なります。

たとえば、脳出血が起きやすいのは二二時ですが、脳梗塞は六時〜八時、心筋梗塞は二〇時と朝の九時ごろの二回、痛風発作は一〇時に、それぞれ発生頻度が最高になります。

薬物の消化・吸収・代謝・排泄は時間ごとの体内の生理的変動に影響されますから、薬を飲んだ後の血中濃度のピークも飲んだ時間帯に左右されます。

このようなことを考えれば、各疾患における〝魔の時間帯〟と薬物が体内でどのように作用するかを考慮して、薬を飲む最適な時間帯を設定すれば、最小の量で最も効果が得られます。たとえば、透析患者の骨粗鬆症に対して投与されるビタミンD$_3$は血中カルシウム濃度からくる副作用の問題と骨密度の増加量の研究結果から、夕方の投与のほうが朝より優れていることが判明しました（このような研究を行うのが時間薬理学です）。

健康を維持するのはダイエットの基本です。ストレッチで体をほぐし、代謝の優れた肉体をつくり上げることが、ダイエットにもつながるのです。

ポイント② 朝起きたら水分の補給を

朝の水分が大切

人は、寝ている間には水分を補給できません。ですから、朝はだれでも一夜干しの状態で、血液はドロドロになっています。お水やお茶、コーヒー、紅茶で水分を補給し、お腹に刺激を与えて便意を誘ってください。

脳梗塞や心筋梗塞の既往のある方、高血圧、糖尿病、動脈硬化を指摘されている方は、朝といわず、夜中にトイレで目が覚めたとき、お水を一杯飲んでください（昔から「黄金の水」といわれています）。脱水の解消につながります。寝る前から枕元にふた付きのコップでお水を用意しておくと便利です。

最近「かくれ脳梗塞」という言葉をよく耳にします。ＭＲＩという核磁気共鳴による新しい画像診断法で、小さな脳梗塞を発見しやすくなりました。その結果、今までわからなかった手や足、顔などのしびれや頭痛、耳鳴りの原因として、この病気に注目が集まっています。

実際に、手がしびれるという症状で頚椎《けいつい》疾患が疑われて整形外科を受診される方のなかに、このかくれ脳梗塞がよくまぎれ込んでいます。

コーヒーや紅茶の代わりにダイエットコークを飲む人がいますが、アスパルテームという人工甘味料の発ガン性と、甘いものをつい欲しくなるという甘味の習慣性の点で好ましくありません。コーヒーを飲まれる方は、砂糖は避けて、代わりにオリゴ糖を使うと、カロリーは砂糖の半分で済み、さらにビフィズス菌の増殖を助けて便秘の解消につながります。

ビフィズス菌入りの飲み物も市販されていますが、ほとんどの菌は胃酸で死んでしまうため、あまり効果はないようです。これから一仕事というときにコーヒーを飲むと、その中に含まれているカフェインがエピネフリンの分泌を促進してくれるので、交感神経優位（戦闘モード）になるのを早め、カロリーの消費にもつながります。

しかし、毎日コーヒーを二杯ずつ飲むとカルシウムを二二ミリグラムずつ失い、毎日四杯ずつ飲むと、閉経後には年一〜一・五パーセントずつ骨量を失うといわれています。後述する骨粗鬆症との関係から、コーヒーを多く飲むのは避けたほうがよいでしょう。

ポイント③ 朝食は果物だけ
朝食は無理して食べる必要なし

人間は、生理的に朝起きてから三〇分～一時間の間は副交感神経優位の状態にあり、この間は分泌や排泄をする時間です。その後、交感神経優位に変わります。交感神経優位の時間は、野生動物でいえば「えさとり行動」の時間帯です。一日のうちで最も活動的になり、頭も回転するときです。

この時間帯になると、空腹を感じなくなります。外敵とあい対して交感神経が緊張しているときは、空腹や痛み、便意などに鈍感になるからです。

もしこの時間帯、お腹がふくれていたとすると、エネルギーを消化に割《さ》かれてしまいます。人間は食べたものの消化にまずエネルギーを使うわけですから、えさとり行動のエネルギーがそがれてしまうわけです。

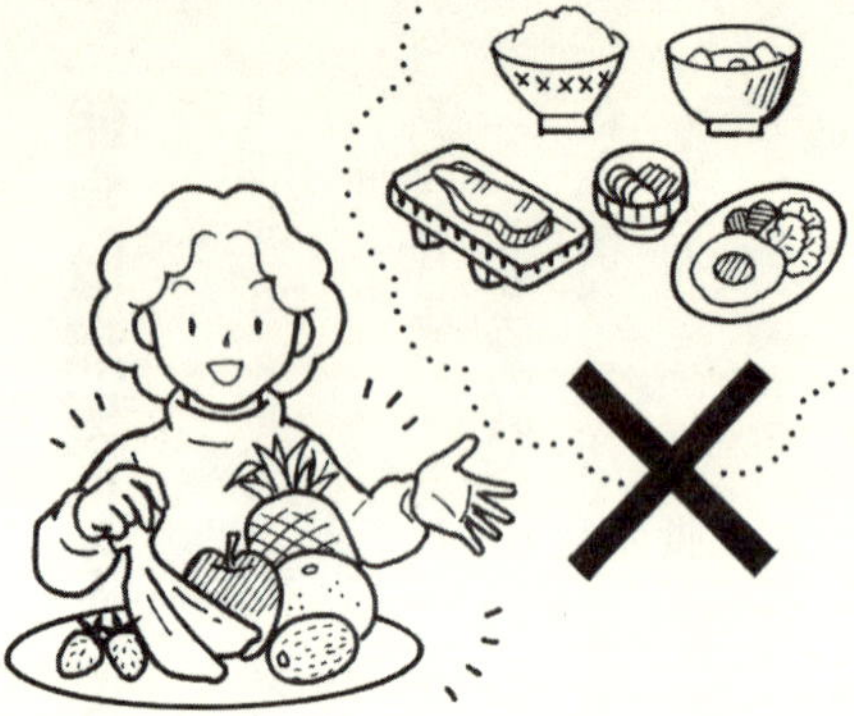

朝食は最も消化の早い果物が最適

ですから、朝食は無理をして食べる必要はありません。

よく「朝ご飯はしっかり食べないと健康によくない」とか「一日の活力は朝食から……。夕食は控えめに……」とか、あるいは「一日三食規則正しく食べるのが健康にもダイエットにも大切」といわれますが、全部間違いです。

朝食を食べないと一日ボーッとするとか、体に力が入らないといったアンケート調査結果がよくマスコミで流されますが、設問の仕方に問題があったり、心理的な影響が考えられます。

九〇歳を越えて今なお活躍されている聖路加病院の日野原重明先生も、長生きの秘訣として、粗食をあげておられます。先生ご自身の朝食も、非常に少ないと述べられています（日野原重明『生きかた上手』〈ユーリーグ株式会社刊〉より）。

余談ですが、数年前、研修医指導養成講座で日野原先生の講演を聴く機会がありました。そのとき初めてお目にかかりましたが、アップ・トゥー・デイトのファックスの内容を新幹線の中で読まれ、それをそのまま講演の資料にされ、しかも一時間半立ったまま講演されました。

講演の内容ばかりでなく、講演されている姿が大変印象的でした。

このように、朝は無理して食べなくてもよいのですが、どうしても空腹が気になる方は、最も消化の早いもの、つまり果物を食べるとよいでしょう。

果物は、空腹時に食べると二〇～三〇分で腸に達し、効率よく吸収されます。ご存じのように、果物は地球上でいちばん水分に富んでいる食べ物であり、その水分は栄養を運ぶと同時に老廃物も体外に運び出してくれます。

そのほかの果物の効用については、前述した『常識破りの超健康革命』の内容を引用させていただきますが、果物の糖分はフルクトースが中心で、しかも吸収がよく、そのわりに食物繊維が多いため血糖値の上昇はゆるやかなので、非常に健康的な食物ということができます。

ただし、フルーツジュースの場合は食物繊維が壊されているので、一気に飲むと血糖値に影響するそうです。ジュースはゆっくり飲むというのが原則です。

果物は空腹時に

このように、果物はとても体によいのですが、一方でデザートとして食後に食べると、ほかの食物が長時間胃の中に滞在するため、果物も胃に滞在せざるを得ず、体温三七度の体内で糖が発酵し、アルコールと酢に変わってしまいます。

したがって、果物は必ず空腹時に食べなければなりません。ですから、朝が最適なのです。胃腸に負担をかけないでエネルギーを供給してくれます。

普通のごはんやパンなどの食事後と、果物だけの食事後に水泳などの運動をして比較してみれば、体の軽さの違いがわかると思います。しかも、果物には知られざる栄養がいっぱいつまっています。

次に、いろいろなフルーツの効用をご紹介します。ちなみに以下の内容は本橋登氏の『フルーツパワー』（丸善ライブラリー刊）も参考にさせていただいています。

まず、バナナについて。バナナはすべての果実の中で最も安く、手に入りやすいものです。最も滋養分が豊富で、ミネラルやビタミンのほかに、ほとんどすべての必須栄養成分を含んでおり、数種の薬用効果をもっています。

また、すばやくエネルギーを補給できるのでスポーツ選手に愛好されています。一九八四年のロサンゼルス・オリンピックの際、アメリカ選手団が一二三トンもの大量のバナナを持ち込んで好成績をあげてから、一躍バナナパワーに注目が集まりました。

バナナには、体に吸収されて即エネルギーになる単糖類のブドウ糖、インスリンの力を借りずにゆっくりと吸収される単糖類の果糖、さらに二糖類でブドウ糖と果糖に分解されてからエネルギーになるショ糖の三種類の糖が含まれており、即効性かつ持続性のあるエネルギーを出します。

また、食物繊維も多いため便秘解消につながり、かつヒスチジンも多いので、食欲抑制の効果も得られます。カリウムが多く、塩分過剰による体液量依存性の高血圧の方には最適です。

体液量依存性高血圧とは

ここで、体液量依存性高血圧について少し説明しましょう。

高血圧には、少ない体液量でも何とか血圧を保持しようというレニン・アンギオテンシン系の因子が主役の高血圧と、塩分保持機能が高いことによる体液量依存性の高血圧があります。遺伝的に日本人の六割は塩分感受性があり、塩分のとり過ぎにより体液量が過剰になり、高血圧になるといわれています。

ちなみに、白人はその割合が四割にすぎず、六割の人はいくら塩分をとっても高血圧になりません。

そもそも、生物の進化の過程で海から陸へ上がる際、カルシウムの貯蔵に骨格を、体液量を保つための塩分の保存に腎臓を人類は発達させてきたわけです。しかし、白人はその昔、岩塩を早期に発見したため、少ない塩分で体液量を保つ必要性がなくなり、そのため塩分保持機能が低下した、と考えられています。

最近、高血圧治療の基本戦略上、利尿薬やカルシウム拮抗剤などの体液量を調整するV—ドラッグを第一選択とし、病態の進展とともにベータ・ブロッカーやARBなどのR—ドラッグ（レニン・アンギオテンシン系に対する降圧剤）を併用すべきであるという新しい概念が導入されてきていますが、まだ確立されていません。

ここでバナナの話に戻ります。

カロリーは成熟度により異なり、若いバナナで一本八五キロカロリー、シュガースポットの出ている熟したバナナなら一五五キロカロリー（正味一〇〇グラムの場合）

と、ほかのフルーツより多めですが、コレステロールは〇で、空腹時に食べればすぐ胃を通過し、腸でゆっくりと吸収されますので、血糖値の上昇もゆるやかです。

また、植物酵素も豊富なため、胃潰瘍、大腸炎、下痢、痔などに有効とされています。

バナナの外皮の内層は傷を癒す効果があるため、火傷や日焼けのとき、直接当てると有効です。これは、熱帯の強い紫外線から果実を守る機能と考えられます。

「朝食は果物だけ」を続けると、体が慣れてしまい、胃袋も小さくなるのでしょうか、当初はバナナ四、五本食べないと満足しなかった私でも、最近では朝バナナ一本とオレンジ一個で満足してしまいます。

酵素は命の源

さて、これから体によい果物を個々に紹介していきますが、その前に、少しだけ植物酵素について説明したいと思います。

酵素は、すべての動物や植物に含まれている一種のたんぱく質で、体内で起こる生化学反応を迅速に進めたり、中止させたり、あるいは穏やかな速度で進めさせる触媒としての働きをします。つまり、ある物質を分解したり合成したりする働きをするのが酵素です。

食べたものは一度消化されてバラバラになり、それが吸収されて血や肉となり、さらに老廃物を解毒・排泄していますが、これらの働きにはすべて酵素が深く関与しています。その意味で、酵素は命の源といえます。そんな酵素の種類は、発見されているものだけでも二〇〇〇種類にもおよびます。

酵素には、動物酵素と植物酵素があります。

動物酵素は、自分の体内、おもに肝臓の細胞や腸内細菌によってつくられ、栄養を消化・吸収したり血や肉をつくるなど、臓器から血液、毛髪にいたるまで、あらゆる個所で生命を維持する働きをしています。

一方、食事からしかとり入れることができないのが植物酵素です。

植物酵素は、食物の消化にとって不可欠な成分であり、動物酵素を活性化したり補助したりします。体内の動物酵素の分泌は、年齢とともに衰えてきます。ですから、酵素の補給は四〇歳以上の人ではとくに必要です。犬や猫が体調を崩すと草を食べますが、これは本能的に植物酵素を体内へとり入れようとする行動です。

植物酵素はすべての新鮮な植物の中に存在しますが、たんぱく質なので五〇度前後で壊れてしまいます。したがって、植物はなるべく生で食べる必要があります。このことはあまり知られていません。

さまざまな果物の効果

野菜や果物には、ビタミンやミネラルばかりでなくこの植物酵素がたくさん含まれていますが、この酵素こそが重要なのです。温野菜より生野菜です。酵素は抗酸化酵素も含まれていて、老化やガン発生予防に重要な働きをしてくれます。

ミカン

古くからミカンは風邪のひき始めに効果があるとされ、皮を入れたミカン風呂は冷え性に効くといわれています。

ミカンには、皆さんよくご存知のビタミンCが豊富に含まれています。ビタミンCには発ガン物質に対する抗酸化作用があり、活性酸素の害から守ってくれます。また血管などを柔軟に保ち、老化を防ぎ、疲労回復に効くクエン酸も含まれています。

ミカンは、一〇〇グラムあたり四四キロカロリーで、バナナと同様にカリウムや食物繊維が豊富です。なるべく果肉を包む皮ごと食べましょう。

イチゴ

イチゴには、ミカンの二倍のビタミンCが含まれています。たばこを一本吸うたびにビタミンCが二〇ミリグラムずつ失われるといわれています。そのため、喫煙者はビタミンCを普通以上に補給する必要がありますが、イチゴはカロリーが低いのでたくさん食べられるという点で適しています。

一〇〇グラムあたり三五キロカロリーで、ミカンと同様にカリウムも豊富です。また疲労回復に効果があるクエン酸も含んでいるため、風邪の予防にも有効です。

ちなみに、酸は体に毒ですが、クエン酸・リンゴ酸・コハク酸など体によい酸もあります。

クエン酸は、体内の疲労物質である乳酸を分解し、リンゴ酸とコハク酸は体内の代謝経路を活発にします。

リンゴ

西洋には「一日一個のリンゴは医者を遠ざける」という諺があるほど、リンゴは健康によい果物として知られています。

リンゴに多く含まれているペクチンには整腸作用があり、便秘や下痢に効果があるため、わが国には、子供が腹を下したときに、すりおろしたリンゴを食べさせる習慣が残っています。

また、文字どおり、リンゴ酸を含んでおり疲労回復効果があります。

カロリーは一〇〇グラムあたり五〇キロカロリーですが、〝蜜入り〟となると高くなります。

皮のすぐ内側にはポリフェノールが多く含まれているので、よく洗ってから皮ごと食べましょう。

ポリフェノールには抗酸化作用があり、老化を防ぎ、生体を守る働きをします。

柿

「柿が赤くなると医者が青くなる」という諺があるくらい、多種多様の成分が柿に含まれており、幅広い健康効果があります。

例としては、カリウムによる降圧作用、食物繊維による便秘解消や大腸ガン予防、タンニンによる悪酔い防止・酔いざまし効果などを挙げることができます。

タンニンはポリフェノールの一種で、胃腸からのアルコール吸収を抑え、アセトアルデヒドという二日酔いの犯人を体外へ追い出してくれるほかに、ガン予防にも一役買っています。

しかし、このタンニンは強い酸性の状態でたんぱく質と接すると硬い石をつくります。いわゆる胃石のうちの「柿胃石」といわれているもので、場合によっては内視鏡下の手術が必要になります。ですから、食事のあとには柿を食べないほうが賢明です。胃の中で石ができるおそれがあるからです。

昔から、食べ合わせの悪い代表として「タコと柿」「ウナギと梅干」「てんぷらとすいか」などがありますが、あながち迷信ではありません。

柿は、果物のなかでは最も多くビタミンAを含んでいるほかに、ビタミンCや無機ヨウ素、亜鉛、鉄、カルシウム、リンなどのミネラルが豊富です。カロリーは、成熟度により一〇〇グラムあたり七七～二七八キロカロリーと多めですが、白髪予防やしゃっくりを止める効果も指摘されています。

このようにさまざまな効能があるため、柿は果実の王様といわれています。

ちなみに、しゃっくりの止め方についての面白い記事があったのでご紹介しておきましょう。平成一五年四月五日の『産経新聞』の記事の要約です。

しゃっくりは、横隔膜の痙攣により生じますが、その発生機序はいまだに明らかにされていません。しゃっくりが止まらなくなったら、皆さんはどうしますか？　横隔膜を支配している横隔膜神経は内臓神経ですから、副交感神経系です。その興奮状態により生じていますから、逆に交感神経を緊張させればよいわけで、「息を止める」「驚く」などが一般的です。

しかし、世の中にはしゃっくりが三〇年も続き、廃人同然になったという気の毒な方もいて、しゃっくりをいかに止めるかを研究された先生がいらっしゃいます。

土浦協同病院に勤務されている麻酔科の近藤司先生です。

近藤先生によれば、ガーゼかタオルで舌を包み、三〇秒間、これ以上ないくらい強くひっぱるのだそうです。あるいは両耳に指を入れ、頭蓋骨をつぶすくらいの気持ちで、三〇秒間強く押してみる方法も効果があるそうです。

近藤先生によれば、成功率はいずれも七〇〜七五パーセントくらいとのことです。

アボカド

『森からのバター』といわれているアボカドの原産地は、中央アメリカです。

滋養分豊富で、とくにビタミンA・ビタミンC・カリウム・カルシウム・マグネシウム・亜鉛や銅などの微量元素に富んでいます。

脂質も多いため、カロリーは一九二キロカロリーと高く、栄養失調の改善に推奨されます。また、オレイン酸を含むため高血圧や動脈硬化症にも有効といわれています。

グレープフルーツ

南東アジアを起源とするミカン科のグレープフルーツは、ビタミンCばかりでなくシトラールを含んでおり、風邪予防に有効です。

カルシウムの吸収を助けるサリチル酸や、疲労を回復させるクエン酸、貧血予防の葉酸も含まれており、動脈硬化や便秘の予防にもなります。

ただし、薬との組み合わせの悪い場合があり、注意が必要です。高血圧や心疾患で使われるカルシウム拮抗剤に対しては効果を増強させ、睡眠薬や高脂血症の薬との組み合わせも効果の増強や副作用をおこしますので、要注意です。

カロリーは、みかんと同様一〇〇グラムあたり四〇キロカロリーです。

メロン

メロンは利尿作用があり、ビタミンAやカロチン、カルシウムや微量元素を含む低カロリーの果物です。

メロンは果実か否かですが、キュウリやピクルス、カボチャのようなウリ科の果実は野菜として区分され、一方ウリ科の果実の変種であるメロンとスイカは果実に分類されています。

メロンは、たんぱく質分解酵素であるククミシンを含んでおり、動物性たんぱく質の消化吸収に役立ちます。生ハムとメロンの組み合わせは、消化吸収を促すという意味では理にかなっています。

このような消化酵素は、次に述べるパイナップルのほかに、イチジク、キウイ、パパイヤの熱帯果実五種だけに含まれており、肉や魚料理の後のデザートとして利用されています。

しかし、糖分の発酵という点と、何より後述する肉の危険性から、食事の組み合わせには注意が必要ですし、また、デザートとしてとることもおすすめできません。

余談ですが、メロンやリンゴ、桃などはエチレンという植物の熟成を促すホルモンを出していますので、冷蔵庫にそのまま野菜と一緒に入れておくと野菜の傷みが進みますので注意が必要です。

パイナップル

パイナップルは、ブロメリンという消化酵素（たんぱく質分解酵素）をもっています。

ブロメリンは抗炎症作用により腫脹《しゅちょう》を改善し、血の固まりを阻害し、抗プロスタグランディン（痛みを起こす物質）効果もあります。ですから、気管支炎や急性鼻炎、関節炎などに有効で、パイナップルの生ジュースは腸の寄生虫駆除にも効果があり、多くの地域で飲用されています。カロリーは一〇〇グラムあたり三九キロカロリーです。

人の体内には三〇〇〇種以上の酵素があり、様々な働きをしていますが、加齢とともにその生産能力が低下します。ですが、人体内部の酵素に類似した酵素が果物や野菜にはたくさん含まれており、それらを食べることによって体内の酵素の貯金をあまり減らさずに生命活動を行えます。

酵素は生命力の源であり、食物の消化・吸収を助けてくれます。酵素は五四度で壊れてしまいますから、果物や野菜はなるべく生のまま食べるほうがよいのです。

ですから、ジュースを飲むなら生でないと意味がありません。缶詰や濃縮還元などの火の通ったものは避けるようにしましょう。

成長するもの（果物、野菜、豆類など）にはすべてたんぱく質が含まれていますが、重量比でいうと肉よりパーセントが高いものも多いのです。小学生のときに習った「たんぱく質は肉や魚、果物は糖」という内容が正しくないのがおわかりかと思います。

ポイント④ 牛乳やヨーグルトなどの乳製品を避けよう

長寿化したがもろくなった日本人

世界一長寿である日本人の寝たきりの期間は、六・五年といわれます。男性の平均寿命は七七歳、それから寝たきりの期間を引いた「健康寿命」は七〇・五歳になります。

寝たきりの原因の二〇パーセントは、骨粗鬆症に起因する大腿骨頚部骨折です。この大腿骨頚部骨折は、この一〇年間で八万人から九万人に急増しています。

余談ですが、平均寿命とは〇歳の赤ん坊が平均生存率五〇パーセントになるときの年齢です。

織田信長の時代の一六世紀後半は、平均寿命が二〇歳を下回っていましたが、江戸時代で三〇～四〇歳になり、明治に入っても四〇歳代がやっとで、人生五〇年になったのは昭和二二年です。

その後、環境や医療の進歩、とくに抗生物質やワクチンの発見・開発によって昭和四〇年には男性六七歳、女性七二歳に、その後約四〇年の間に男女とも約一〇歳寿命が延びています。

この一世紀で世界の平均寿命は三〇年延びたといわれていますが、日本では戦後だけで三〇年延びました。その理由として、日本の生活習慣病のトップが脳卒中であったことがあげられています。

肉に頼らない食生活、和食により欧米と比べてコレステロール値が低く、そのため欧米で多い心臓病や糖尿病が少なかったことや、死因トップであった脳卒中の発症を、もっぱら減塩だけでピーク時（昭和四〇年代）の半分に落としたことがわが国に長寿をもたらしました。

しかし、昔の日本人はちょっと転んだり、体をちょっと捻ったり、あるいは咳をしただけで肋骨が折れてしまうなどということはあまりありませんでした。寿命が伸びてより高齢化しているのは事実ですが、骨があやうくなってきているのも事実です。

これは何が原因でしょうか？

戦前の日本人は、摂取カロリーの七〇パーセントを炭水化物からとっていましたが、戦後のように牛乳や肉類はほとんどとっていませんでした。

戦後、昭和三〇年代に入り、和食よりも欧米の食生活である肉や牛乳、乳製品が体にいいと宣伝され、以来われわれも小学校の給食でまずい脱脂粉乳を飲まされ、肉やチーズなどの乳製品を奨励されて今に至っています。

牛乳を飲まない国民は骨粗鬆症が少ない

しかし、次に述べる事実があるのをご存知でしょうか?

ピーター・コックスという人が書いた『ぼくが肉を食べないわけ』(築地書館刊)という本には、興味深い事実が示されています。

①世界で最も牛乳を飲むノルウエー人の骨折率は、日本人の五倍である。また、シンガポール人のカルシウム摂取量はアメリカ人の約三分の一(一日三八九グラム)であるにもかかわらず、骨折率はアメリカ人の五分の一である。すなわち、牛乳の摂取量の少ない国はいずれも骨粗鬆症の発症率が少ない。

②牛のカルシウム源は穀物と牧草であり、生まれた直後を除き、決して牛乳を飲まない。この事実は、牛の骨の形成には、牧草に含まれているカルシウムで十分なこと

を意味している。ゴリラも果物と野菜で十分なカルシウムを摂取している。

③トドや鯨を食べている部族は、一日に摂取するカルシウムの量が二〇〇〇ミリグラムにも達するにもかかわらず、世界で最も骨粗鬆症にかかりやすい民族の一つである。その理由として、彼らの動物性たんぱく質の摂取量が多いことが指摘されている。彼らは、二五〇～四〇〇グラムの動物性たんぱく質を一日でとっている。

④逆に、一日に三五〇ミリグラムしかカルシウムをとらない代わりに、たんぱく質の少ない食事をしている部族には骨粗鬆症が少ないという結果が出ている。

⑤少なくとも二〇年以上ベジタリアンの食事をしている女性は、八〇歳までに骨のミネラルの一八パーセントが失われるが、肉食の女性は三五パーセントを失う。

こうしてみると、たんぱく質の大量摂取はカルシウムを体外へ追い出すようです。なぜでしょうか？

肉を食べるとカルシウムを失う

たんぱく質、とくに生食できない肉は、それだけ酸化している、つまり腐る寸前のものですから、体内に入れば方々で活性酸素をつくります。つまり、細胞を傷つけるので、生体はそれらを中和するために一生懸命骨からカルシウムを放出します。その結果、骨があやうくなるのです。バターを除くすべての乳製品も、同じ動物性のたんぱく質をふくんでいますから、極度の酸性形成食品です（バターは脂肪なので中性）。

つまり、骨量の損失はカルシウムの摂取不足により生ずるのではなく、カルシウムを体外へ出す食生活が原因で引き起こされるのです。

その最大の要因は、動物性たんぱく質、塩（ナトリウム）、カフェイン、タバコなどです。

牛乳にはいろいろとよい成分も含まれていますが、飲めば飲むほどカルシウムが失われるといっても過言ではありません。

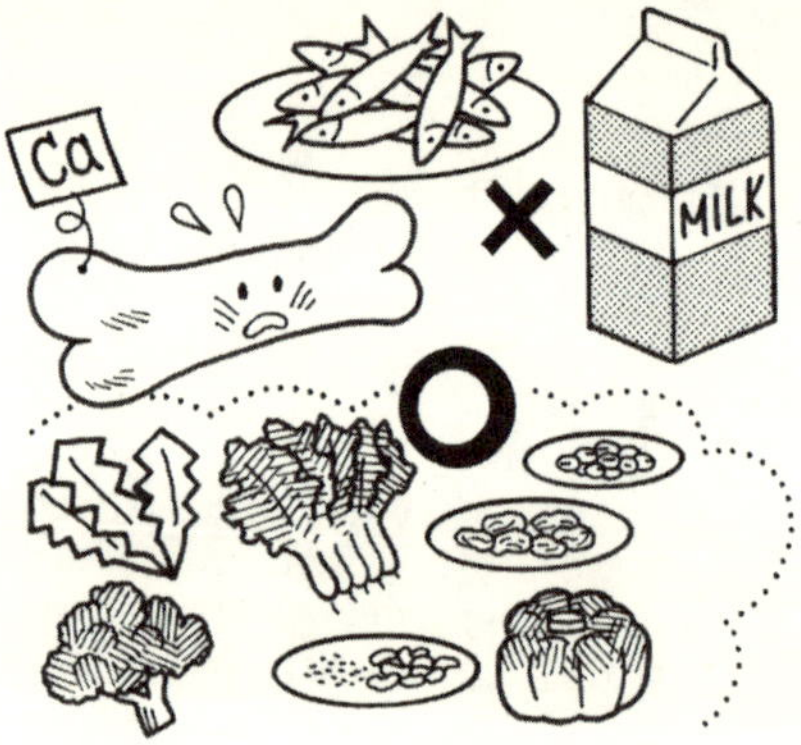

牛乳や塩分の多い小魚をとればとるほどカルシウムは失われます

一方、牛乳やヨーグルト、チーズなどの乳製品にはコレステロールや飽和脂肪が多く含まれているため、「骨のために」と毎日それらをとっている人は、軒並み高脂血症になっています。このように、牛乳やヨーグルトは健康食品ではないのです。

また、塩分の多い食事をとればとるほどカルシウムが失われます。

たとえば、小魚を骨ごと食べてカルシウムを補おうとすればするほど、小魚に含まれている多量のナトリウムが作用し、逆にカルシウムを失う結果をもたらします。

それでは、何からカルシウムをとったらいいのでしょうか？

肉や牛乳の代わりに、ブロッコリーやホウレンソウなどの緑黄色野菜、海草類、ゴマ、豆や豆製品、ナッツ、干しアンズ、カボチャなどから摂取するとよいでしょう。

そもそも、ほかの動物の乳を飲んで体によいわけがありません。

野生の動物は、決してほかの動物の乳を飲みません。また、牛乳に対するアレルギー（乳糖不耐症）は日本人の八五パーセントに存在しているとの報告もあります。飲んで下痢をするというのは、体が拒否している証拠です。

このように、今まで常識とされていたことにはずいぶんと間違いがあるようです。すでに骨粗鬆症になってしまった人は、治療薬を使いながら、まだなっていない人は予防として、食生活の改善に努めましょう。

ちなみに、最近開発された新薬には従来の薬には見られなかった強力な骨吸収抑制作用が認められており、服薬によって骨密度の上昇だけではなく脊椎の圧迫骨折や大腿骨頸部骨折の発生率をそれぞれ五〇～六五パーセント、四〇～六〇パーセント減少させたと報告されています。

この新薬は、平成一四年五月にわが国でも発売が開始され、今後大いに期待されています。

そのほかの骨粗鬆症の予防法として、
①運動、ウォーキング、ダンスなど
②たばこ、カフェイン、過度のアルコールを避ける
③日光を浴びる。手と顔だけでOK。冬なら一時間、夏なら三〇分が目安
などが挙げられます。

ポイント⑤ 朝起きぬけの〝しっかりした〟運動は禁止

まずは軽く体を動かして

前述したように、朝起きてから一時間くらいは副交感神経優位ですから、まず排泄を行い、簡単な食事を済ませ、二〇～三〇分してから行動を起こすのが生理的に合っています。

朝起きぬけに散歩をしたりするのは、リラックスした状態のぶらぶら歩きならば問題ありません。むしろ軽い運動が体を起こしてくれますから、好ましい場合もあります（場合もある、というのは人それぞれ血圧やテンションが異なるからです）。

たとえば、「朝風呂」は低血圧気味の人には体によいとされていますが、高血圧気味の人にはあまりすすめられません。急な温度の変化で血管が収縮し、血圧が急上昇する危険があるからです。

起きぬけにジョギングをしたり、しっかりしたウォーキングをするのも同じ理由からあまり好ましくありません。

運動をするという行為は交感神経を刺激するので、起床直後にはふさわしくないのです。

起床して一時間もたてば、活動モードになります。交感神経が優位となり、白血球の中の顆粒球《かりゅうきゅう》という細菌を貪食《どんしょく》してくれる細胞が血液中に増え、けがによる細菌の体内への侵入に備えてくれます。

さあ、これからが朝のウォーキングの時間です。

ポイント⑥ 朝は有酸素運動を中心に行おう

運動もよく選択して

運動は老廃物を燃やし、心肺機能を高めてくれるので、現代の情報社会で運動不足になりがちな人には、生活習慣病予防のために絶対必要です。

また、中高年の人には体力や筋力の維持、ひいては基礎代謝量の低下を防ぐことで肥満を予防するため、とくに重要です。

しかし、運動もやり方を誤るとかえって危険なこともあります。

運動には、有酸素運動と無酸素運動があります。短距離走や腕立て伏せなど短時間に行う運動である無酸素運動は、脂肪を代謝せず代わりにブドウ糖を代謝し、乳酸を発生させます。

乳酸は筋疲労で発生し、痛みや痙攣《けいれん》を引き起こし、体を酸性に傾けます。電車に遅れまいと階段を全速で駆け上がり飛び乗る行為は無酸素運動ですから、避けるべきです。

前述したように、ダイエットにおける無酸素運動（レジスタンス・トレーニング）の有効性も最近見直されてきていますが、だからといって有酸素運動の価値は下がりません。

有酸素運動（エアロビクス）は、開始後二〇分までは血中の脂肪がおもに代謝され、多少サラサラの血となります。

二〇分たったあとから、体内の脂肪の代謝がはじまります。しかも、リパーゼという脂肪分解酵素は低温では働きが鈍く、体が温まると同時に働きが活発化し、皮下脂肪を壊していきます。

ポイント⑦ ウォーキングをしよう

ウォーキングは優れた全身運動である

有酸素運動のうち、とりかかりやすいため一時ブームになったジョッギングやなわとびは、膝や腰に負担をかけるために痛みや障害の原因になることがあり、安易に始めるのはおすすめできません。からだの長軸方向（重力方向）の度重なる衝撃が、首や腰の椎間板や膝の半月板・靭帯に障害を与えるからです。

毎日続けられるもので、とりかかりやすく、しかも安全な運動としてはウォーキングが一番のおすすめです。

ウォーキングは決して足（下肢）だけの運動ではありません。もちろん下肢の筋群は最も使われますが、下肢の付け根の筋群（下肢肢帯筋《かししたいきん》は腰椎に関わっています）や背筋群も非常によく使われます。

また、腕を大きく振ることで肩の周囲筋（上肢肢帯筋）も使われますし、上肢肢帯筋は頚椎と関わっていますので頚椎にもよい影響がでます。

実際、朝起きて寝違えやぎっくり腰のような状態があっても、程度が軽ければウォーキングをしている間に治ってしまう場合があります。これは、私自身よく経験している事実です。

もちろん、すべての寝違えやぎっくり腰がウォーキングで治るはずはありませんが、後述する椎間関節という背骨の後ろ側にある関節のトラブルが関係しているとすれば、体をやや前傾させて思い切り腕を振って早足に歩くウォーキングで治るのも説明がつきます。椎間関節がやや開いた状態で、歩く度に地面からの衝撃が加わることにより、椎間関節のかみ合わせが改善されるからです。

最近の研究では、ウォーキングは糖尿病患者の死亡率を低下させ、とくに早足でのウォーキングはゆっくりウォーキングの群と比べて死亡率が五分の一以下に下がったと報告されています。

ウォーキングはまた、心肺機能を高め、足は第二の心臓（下肢の筋肉のポンプが心臓に血液を戻すことから）といわれているように、全身の血液循環を改善し、細胞のエネルギー消費を増やします。

脳血流量も増えるため、脳の神経機能も改善します。実際、歩行をしているときの脳への酸素供給量は安静時より三〇〜五〇パーセント増えるといわれています。

確かに、立ち読みは座位より集中するし、アメリカの多くの医師は、診察のあとのカルテへの記載やディクテーション（テープに録音する行為）を、立ったまま、あるいは歩きながら行っています（アメリカでは、カルテには直接記載せずにテープに診察の内容を録音し、秘書が後でタイプに打つのが一般的です）。

昔から、「このアイデアは歩いているときに思いついた」とか「一夜漬けの丸暗記は部屋の中を歩き回ったほうが効率がよい」などということをよく耳にしますが、歩くという動作は人間の人間たる所以であり、かつ原点なのかもしれません。

われわれ人間の祖先は、二本足で立ったときからホモ・サピエンスとなり、二本足で歩くことで脳と手が発達したといわれていますから。

「寝違え」と「ぎっくり腰」の正体

ここで、寝違えとぎっくり腰について整形外科専門医の立場から説明しておきましょう。

「寝違え」という病気の病態は、実はまだ完全に解明されたわけではありません。ただし、私の臨床経験から得た印象では、「寝違えは椎間関節という頚椎の後ろ側にある関節の噛み合わせが悪くなった状態」と考えています。

頚椎にとって悪い姿勢をとると、起きているときは痛みを感じて姿勢を変えるようしむけたり、首周りの筋肉が緊張して治してくれますが、寝ている間は筋肉もゆるんでいますので、防御機構が働きません。とくに飲酒や過労の後では、眠りが深くなって痛みを感じなくなり、首にとって悪い格好を続けてしまいます。

ソファーで座ったまま寝てしまったりすれば、いっそう首への負担を増します。その結果関節の噛み合わせが悪くなり、関節包のヒダが挟まって寝違えになると私は考えています。

寝違えは必ず単一の関節で生じますから、圧痛点は片側の一カ所に限られており、痛みを和らげるために、患者さんは反対側に首を傾けています。

実際に、寝違えのひどい状態で起きることすら困難だった患者さんを、「痛いのはここですか？　こちらですか？」と椎間関節を順番に押して痛む所を捜す触診《しょくしん》を行っただけで、患者さんの痛みが消え、大変喜ばれた経験があります。単なる触診だけで椎間関節の噛み合わせが改善し、症状が改善した例だと思われます。

また、激痛の患者さんに対してX線透視下に頚椎の椎間関節内に局所麻酔剤を注入し、劇的に症状が消失したという経験もあります。このような事実が、私の「椎間関節犯人説」の根拠になっています。

このような病態は、腰でも起こります。いわゆるぎっくり腰の原因の何割かは、椎間関節の障害です。

ヘルニアと異なり、単に噛み合わせの問題ですから、いわゆる〝カイロプラクティック〟が有効ですが、程度が軽ければウォーキングも効果があります。

歩くたびに加わる衝撃と、全身の運動による噛み合わせの是正、さらに血液循環の促進が、寝違えや軽いぎっくり腰の改善をもたらすのです。

靴選びも大切

ウォーキングには、シューズも非常に重要です。整形外科医からのアドバイスとしては、つま先の横幅に適度な余裕のある靴がよいでしょう。外反母趾の予防につなが

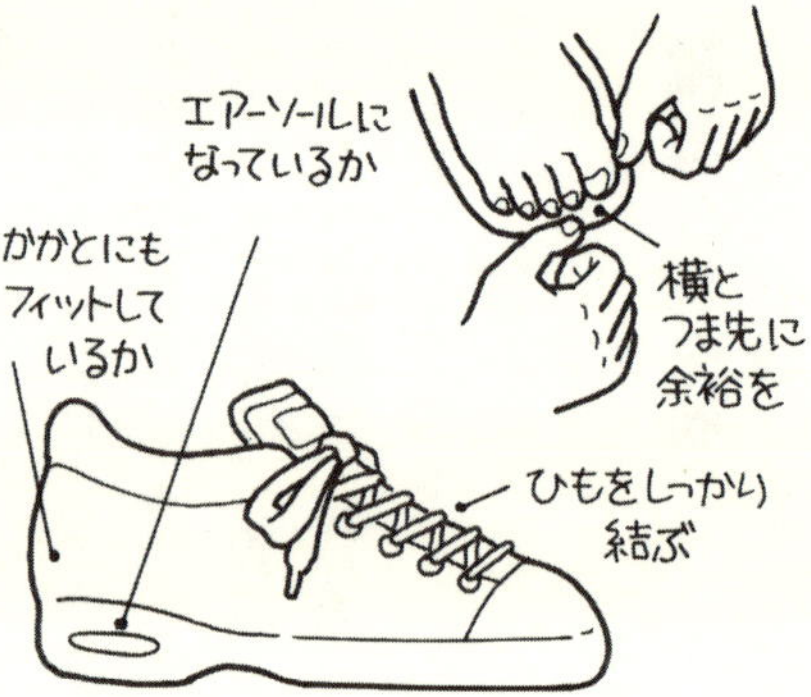

ウォーキングは靴選びから

ります（といって、中で足が遊んでもいけません）。

試着のときは、自分のかかとを目いっぱい靴の後ろに当て、それからしっかり紐を縛ります。そのあとで、つま先の位置と靴の余裕具合を触ってみます。最後に、歩いてみて痛みや履き心地をしらべます。午前中に買うのなら、厚めのソックスでもあらかじめ用意しておいて、幾分大きめのものを買うとよいでしょう。夕方になればだれでも多少は足がむくみ、ふくらむからです。

また、かかとのクッションのよいものを選ぶとよいでしょう。今はコンクリートの道が多くなり、それでなくても歩くときの重力方向の衝撃は、かかとの足底筋膜炎や踵骨棘《しょうこっきょく》の痛みをもたらし、頚椎や腰の椎間板、膝・股関節、足関節やアキレス腱に負担をかけます。プロ野球の選手が「人工芝になって膝を傷めた」というようなことをよく耳にしますが、クッションの悪さは膝だけではなく首や腰、足にも影響を与えます。

最近、子供の椎間板ヘルニアや膝の半月板《はんげつばん》損傷を時々見かけます。幼少時からコンクリートの上で育った代償かもしれません。子供の生活も、土の上で遊んでいられたらいいのですが、コンクリートに代わってしまっているわけですから、脊椎や膝によくありません。多少コストはかかりますが、幼少時からクッションのよい靴をはくようにしたいものです。

正しい歩き方で効果もアップ

ウォーキングの姿勢について、巷の本にはよく「背筋をのばして」とか「リラックスした姿勢で」とか書かれていますが、整形外科医からみると少し間違っています。

やや前傾姿勢で、やや速足で、しかも腕を大きく振って歩くのがウォーキングの正しい姿勢であり、やり方です。リラックスして休みながらというのは、エクササイズとしてのウォーキングではなく、ストローリング（ぶらつき歩き）です。もちろん景色を楽しんでもいいし、森林浴などが同時にできれば最高ですが、いつも目的意識をもつことが大切です。

必ずかかとから着き、地面を蹴るときに膝をきちんと伸ばすことを意識して歩きます。

とくに下り坂や降り階段でもなるべくかかとから着地し、お腹を少し凹《かが》めながら歩くことです。背筋を伸ばして姿勢よく歩いたり、お腹を突き出すようにして歩くのは腰の反りを強めますから、とくに中高年の人には好ましくありません。

歩幅は大きいほうがよいという人もいますが、大股にすると中高年の人では腰椎疾患の発症を誘発する可能性があります。多かれ少なかれ腰の悪い人が多いわけですか

★正しい歩き方

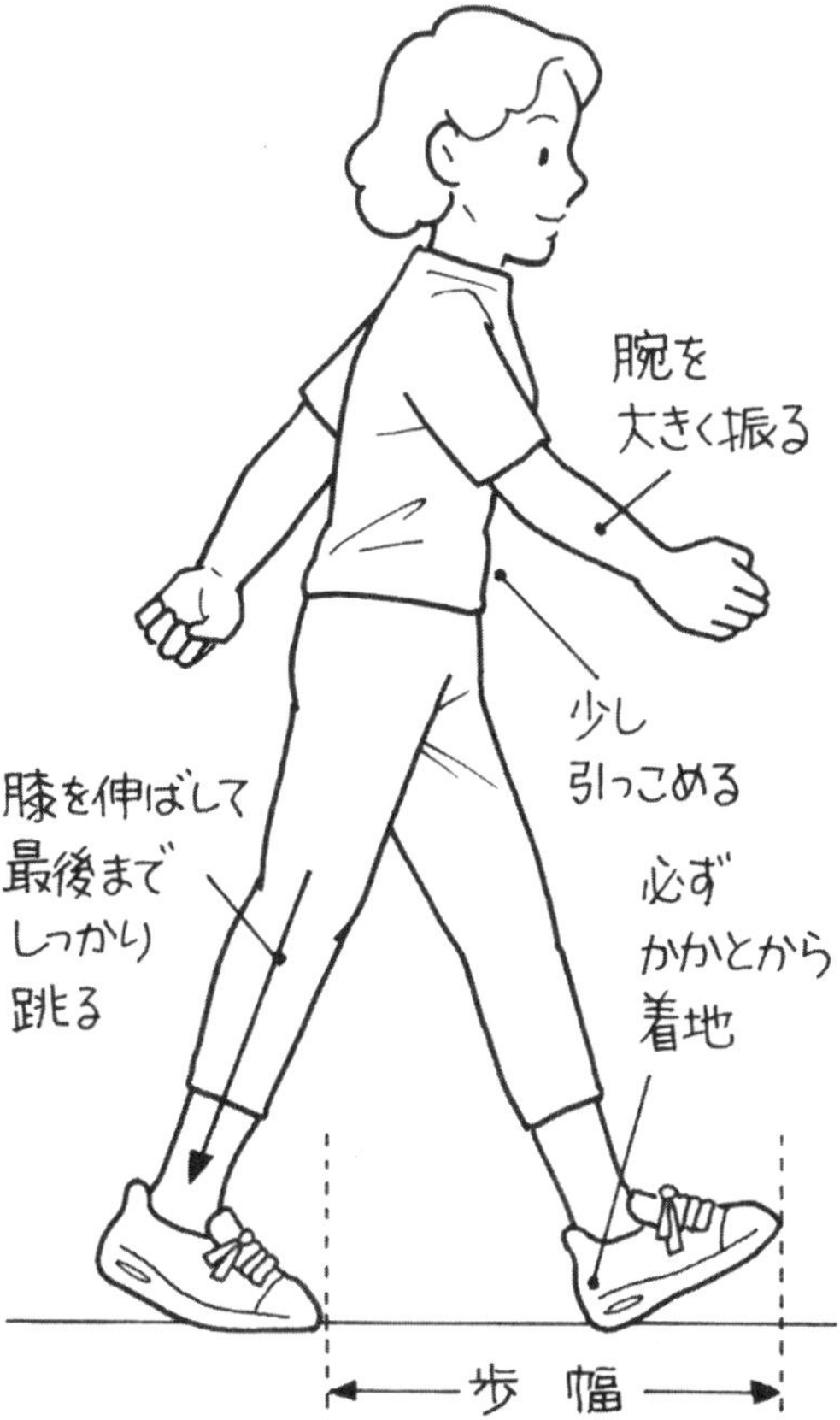
腕を
大きく振る
少し
引っこめる
膝を伸ばして
最後まで
しっかり
跳る
必ず
かかとから
着地
歩　幅

ら、ケースバイケースで考えるべきです。一般的には、身長から一〇〇センチ引いた数が歩幅として適当とされています。

腰や膝が悪い人でも歩きましょう

高齢者は、一日二四時間臥床《がしょう》しているだけで筋力が一・五〜三・〇パーセント減少するといわれています。

もちろん、骨からもカルシウムが抜けて尿に排泄されてしまいます。ですから、高齢者に限らず、とにかく起立して何か運動をすべきです。

高齢者には、ウォーキング、水泳、立ち自転車こぎ、ダンスなどが適当な運動として一般にすすめられていますが、ダンスでは軟らかいシューズが望ましいでしょう。

立ち自転車こぎは、変形性膝関節症の方でお皿の骨の裏に痛みのある方には、痛みを増加させる恐れがあるため不向きです。

ウォーキングは、前述したように、脊椎や関節を痛めにくい、安全で毎日行うことができる運動です。しかも始めやすく、長続きしやすい利点があります。

正しい歩き方、シューズについては前述の通りですが、体脂肪を燃焼させるには二〇分以上歩き続けることが必要です。

では、何歩歩けばよいかですが、これも大体ですが七〇歳以上の人は五〇〇〇～六〇〇〇歩が適当です。

五〇歳代の人なら、最低一万歩は必要です。

運動は血圧を安定させ、老廃物を燃焼させ、体脂肪を燃焼させる効果があり、ウォーキングを日常の習慣にとり入れると、寿命が三年延びるといわれています。

ただ、ここで問題があります。ウォーキングをすると腰や膝が痛む方です。腰の悪い人や膝の悪い人は、ウォーキングを諦めなければならないのでしょうか？

それは断じて違います。

「腰部脊柱管狭窄症」という病気があります。この病気にかかると、歩行によって下肢が痛んだりしびれたりして、五分や一〇分ごとに休まないと続けて歩けなくなります。加齢による腰椎の変形や骨のずれ、ヘルニアの合併などにより生じる中高年者に比較的多い病気で、この病気のためにウォーキングを諦めてしまう方も大勢います。

しかし、この病気のほとんどは腰椎の伸展《しんてん》（後ろへの反り）で症状が悪化しますので、逆に前屈を保持するようなコルセットを着けたり、歩きながら時々身体を前に曲げたりすることで症状が緩和されます。

このような工夫と、正確な診断に基づいた治療を併行して行うことにより、持続歩行距離は驚くほど伸びます。腰の病気の種類にもよりますが、一般に腰椎疾患で急性期を除けばウォーキングは好ましいといえます。

ウォーキングは、背筋や臀部の筋肉など、腰にとって大切な筋肉の筋力アップにもつながります。また、膝の悪い高齢の方も、痛みの原因が軟骨のすりへりだけではなく、変性した半月板という組織の挟み込みや関節内の浮遊物が関与している場合があり、歩くことで挟み込みがとれ、痛みが改善することすらあります。

実際、関節の隙間が消失している人でも、結構歩けるという事実によく遭遇します。ウォーキングは膝周囲の筋肉の筋力アップにもつながります。

とはいっても、やはり歩くたびに膝関節に負担がかかるのは事実ですので、足腰に不安のある方は水中歩行がよいでしょう。

基本的には、痛くないように自分で工夫しながら、こまめに休みを挟んで歩くように患者さんにはすすめています。

ポイント⑧　おやつやお茶についての正しい知識をもとう
飲むなら緑茶かウーロン茶

午前中、とくに一〇時ごろは、血糖値がピークに達する時間帯といわれています。起床時刻の早い人ではもう少し前（八時〜九時）になりますが、そのころが一番交

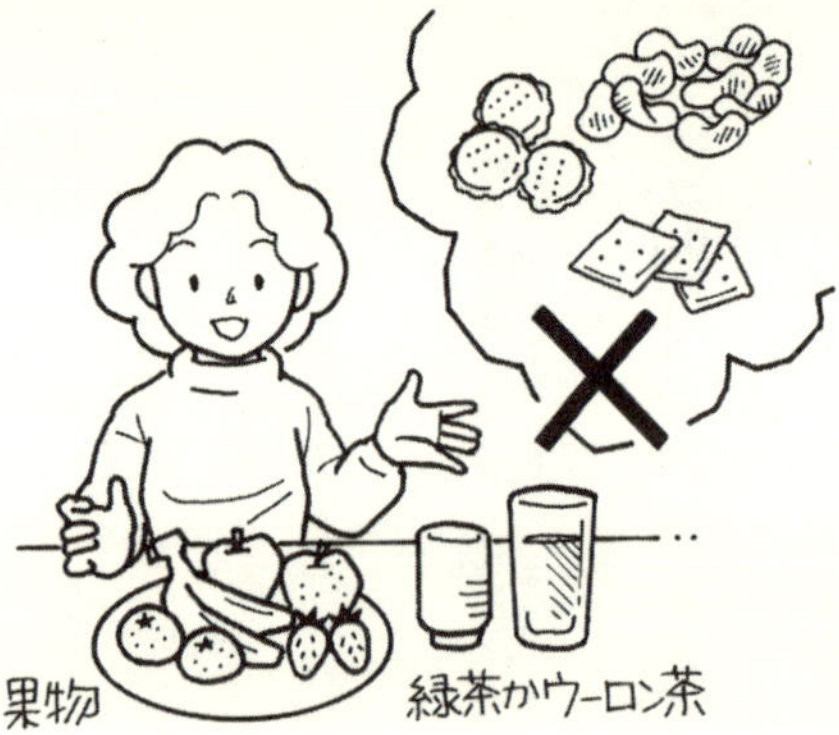

おやつにはマーガリンを使ったお菓子は避けて、果物と緑茶やウーロン茶などがおすすめ

感神経優位となってバリバリ仕事がはかどります。しかし、この状態がどのくらい持続するかはまちまちのようです。

一〇時〜一一時にかけて少し空腹を覚えるのは、交感神経の緊張がゆるみ、副交感神経が優位になったときです。

このようなときは、可能であれば少し果物を口に入れましょう。胃は相変わらず空の状態のはずですから、果物を食べるのに適しています。

消化器官に負担をかけずに血糖値をゆっくり上げておくことは、昼食の食欲抑制にもつながります。昔から習慣としてあった一〇時のおやつには、それなりに意味があるのです。

でも、口に入れるものは果物に限りましょう。ポテトチップ、パイ、ビスケット、クラッカー、コーンチップなど、マーガリンを使ったものは絶対に避けましょう。それはカロリーの問題だけではなく、肉体に非常によくないからです。

とくにマーガリンは、液体の植物油に水素を添加して固体にしたもので、トランスファットと呼ばれる合成脂肪が主成分です。これらは、液体の植物油より日持ちがするため商品寿命を延ばしますが、ＬＤＬコレステロールを上昇させ、心臓にとっては飽和脂肪よりはるかに危険です。

マーガリンは、プラスチックでできた脂肪であり本来人間にとっては毒物だということを十分認識する必要があります。

また、コーラやジュース（フレッシュでないもの）の三五〇ミリリットル缶には砂糖が小匙《こさじ》で一二～一三杯含まれています。大量の砂糖の摂取は、ビタミンB_1やカルシウムを体から奪い、精神的なバランスも崩れやすくなります。

やはり、飲み物としては緑茶かウーロン茶がおすすめです。

緑茶には、ポリフェノールの一種であるカテキンやビタミンC、β—カロチンなど、コレステロールを下げたり内臓脂肪を減らす作用のほかに、抗酸化作用（体内のサビつき防止作用や抗がん作用）のある物質が含まれています。でも、二杯目は一杯目の半分に減ってしまいますので、争ってでも一杯目の濃いお茶を飲んでください。

第四章　午後のダイエット一三のポイント

家事や仕事で忙しくなり、なかなか時間のもてない午後。
けれども工夫次第でダイエットはできます。

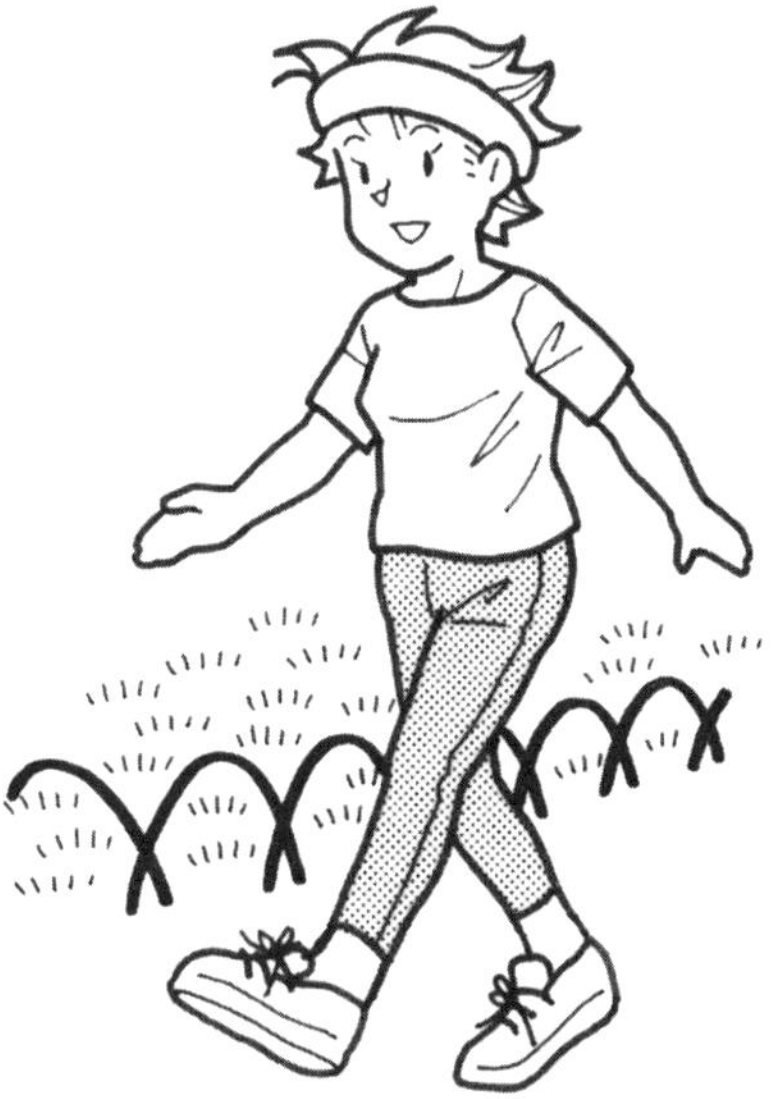

ポイント⑨ 会社勤めの人でも運動はできる 動作に気をつけよう

会社や役所にお勤めの方は「運動をする時間などとてもとれない」とおっしゃるかもしれません。しかし、毎日の通勤、会社の中での過ごし方ひとつで十分な運動ができるものです。

まず、できるだけバスや自転車、バイク、乗用車を使わないようにし、歩く機会をふやしましょう。

実際、自転車やバイクは道路の段差通過時の衝撃が腰や首を直撃するので好ましくありません。バイク愛好家には、腰椎椎間板ヘルニアの発生率が非常に高いという報告もあります。

自転車は、膝の悪い人（とくに膝のお皿の周囲や下で痛みが出ている人）によくない場合があります。

下り坂を歩くときは、重力の衝撃が膝の関節や腰に及ぶと同時に、膝のお皿の骨が大腿骨に押し付けられますので、膝の悪い人（変形性膝関節症）はとくにゆっくりと、膝をいたわりながら、お腹に少し力を入れると同時に体を凹めて（腰椎の前への反りをできるだけ抑える姿勢）歩くほうがいいでしょう。

また、腰を少し落としてやや前傾で歩いてもよいでしょう。駅や会社内でのエレベーターやエスカレーターの使用もできるだけ控え、階段を使うようにします。

階段に慣れてきたら、昇りだけ二段ずつ上がるようにします。これだけでかなりの運動になります。

ただし、階段の下りは先程から再三述べている重力方向の衝撃を避けるため、ゆっくりと一段ずつ降りたほうがいいでしょう。

つま先だけで降りないで、しっかりとかかともつけることを意識しましょう。もっとも、かなりの肥満の方がいきなり階段昇降をすると必ずどこか痛めます。まず食事で少し減量してからのほうが安全です。

変形性膝関節症とはなにか

ここで、腰の次に患者さんに多い膝の病気、変形性膝関節症について少し説明しましょう。

変形性膝関節症というのは、加齢や外傷、炎症などにより膝関節の関節軟骨が磨り減って、いろいろな膝の変形をもたらすと同時に痛みや水腫（水がたまること）、動きの制限などをもたらす病気です。

関節軟骨の磨耗《まもう》する部位は、大きく分けて内側の大腿脛骨関節と外側の大腿脛骨関節、それに膝蓋《しつがい》大腿関節の三つあります。

最も頻繁に見られるのは、内側型です。膝の内側の軟骨が磨《す》り減り、徐々にO脚になります。

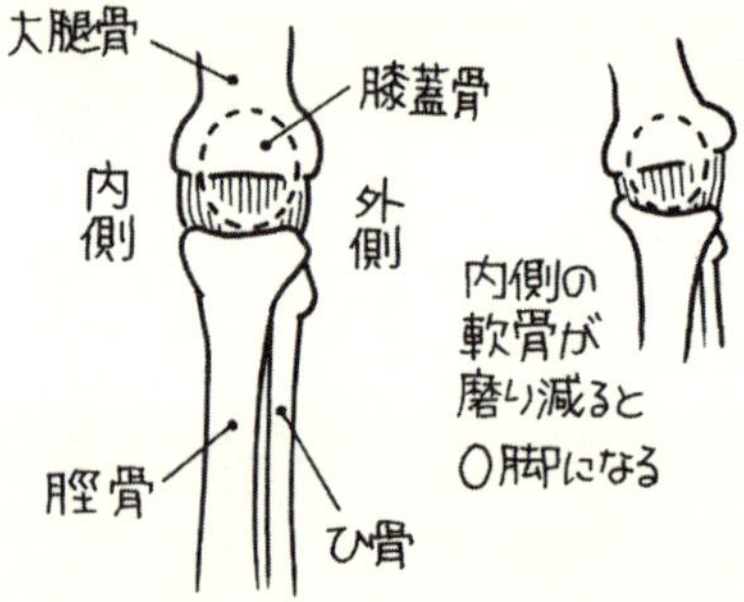

変形性膝関節症は内側の摩耗によるものが最も多い

次に多いのが、内側型と膝蓋大腿関節型の混合型です。膝蓋大腿関節型は、膝のお皿の骨の関節軟骨が磨り減る病気で、とくに膝を深く曲げるような行為、たとえば座席の低い自転車に乗ったときや階段を昇るとき、あるいはしゃがんだりしたときに痛みを覚えます。また、階段を降りるときや下り坂でも、大腿四頭筋が収縮するため膝のお皿の骨が大腿骨に押し付けられて痛みが生じます（膝蓋大腿関節の症状があるかないかでリハビリの方法も異なります）。

変形性膝関節症にとって大腿四頭筋は膝を安定化させるための非常に大切な筋肉です。

その筋肉の強化訓練がリハビリの中心になり

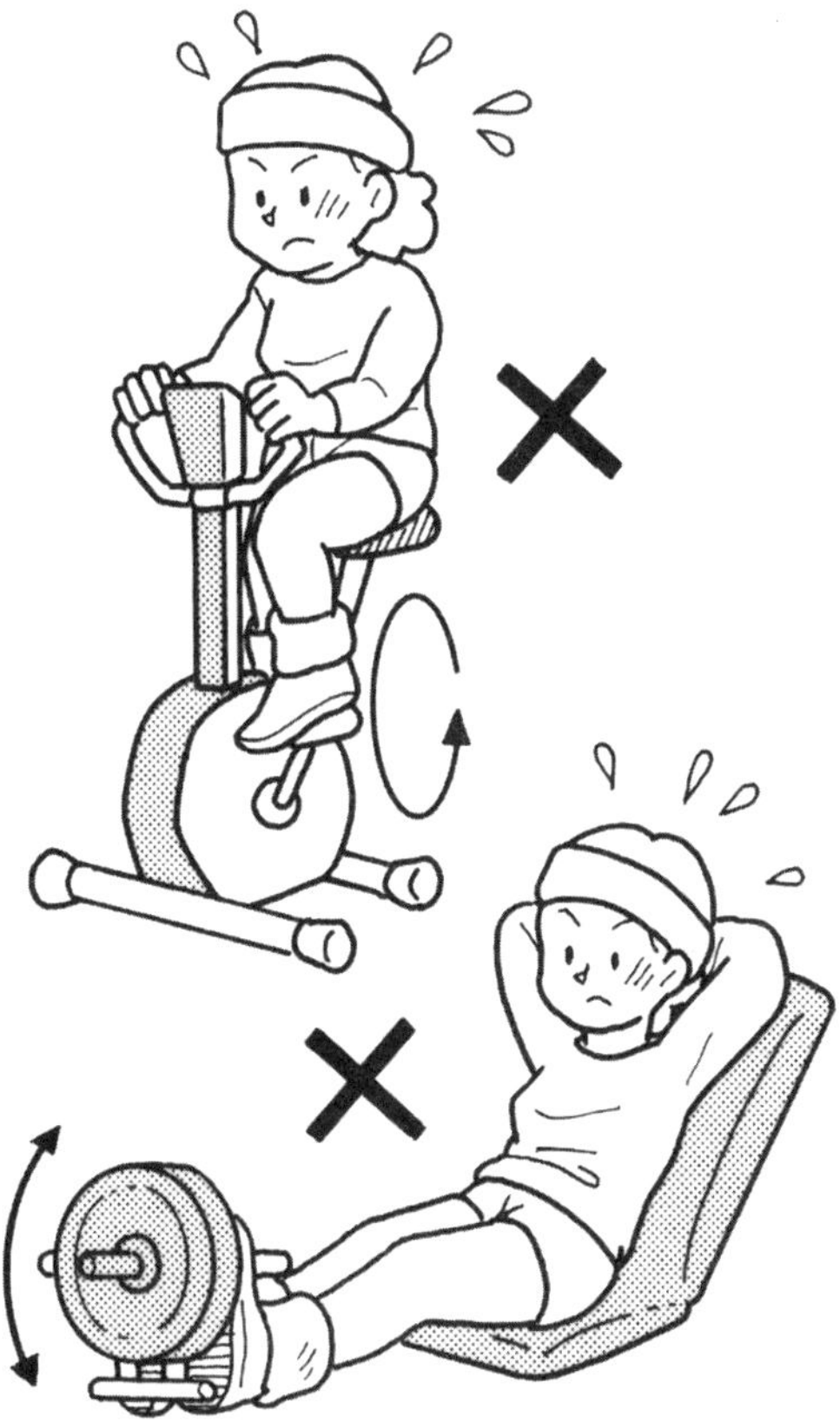

筋肉の強化訓練も負荷をかけすぎては逆効果

ますが、具体的には、フィットネスクラブなどにあるマシーンを使って座ったまま負荷をかけて膝を伸ばす方法と、仰向けに寝て足首に負荷をかけ、膝を伸ばしたまま下肢を一〇センチ上げる方法の二通りがあります。

膝蓋大腿関節の症状のある方は、決して前者の方法を行ってはいけません。痛みが増強してしまうからです。

このような方は、仰向けで行う方法を選択してください。またその際、腰痛をもっている方は、反対側の膝を立てて行うことが大切です。

ポイント⑩ 運動中は自分の脈をチェックしよう

運動時は注意深く

ちょっとイヤな話ですが、突然死の話も避けては通れません。

肉体的にあまり無理をすると、突然倒れて息を引きとるということが現実に起こります。痛ましい限りですが、十分注意を払うことでこのような突然死はある程度防ぐことが可能です。

突然死の原因疾患は、クモ膜下出血のような脳血管障害と心臓疾患がその代表で、両者を併せると八五パーセントにも達します。

突然死は、激しい運動の最中や運動後ばかりでなく、ゴルフなどのメンタルな要素の入った軽い運動の最中にも起こりますし、極端な例では、寝ているときにも起こります。

しかし、ある行為の一日の中で占める時間を考慮して、何の行為中に突然死が多いかを比較する方法で計算しますと、一位はスポーツで、二位は排便、三位は入浴だそうです。

スポーツの種類は、比較的長い時間行うものや朝早くから行うものなどが多く、四〇代、五〇代ではスキー・登山・剣道の順に多く、六〇代ではゴルフ・登山の順に多

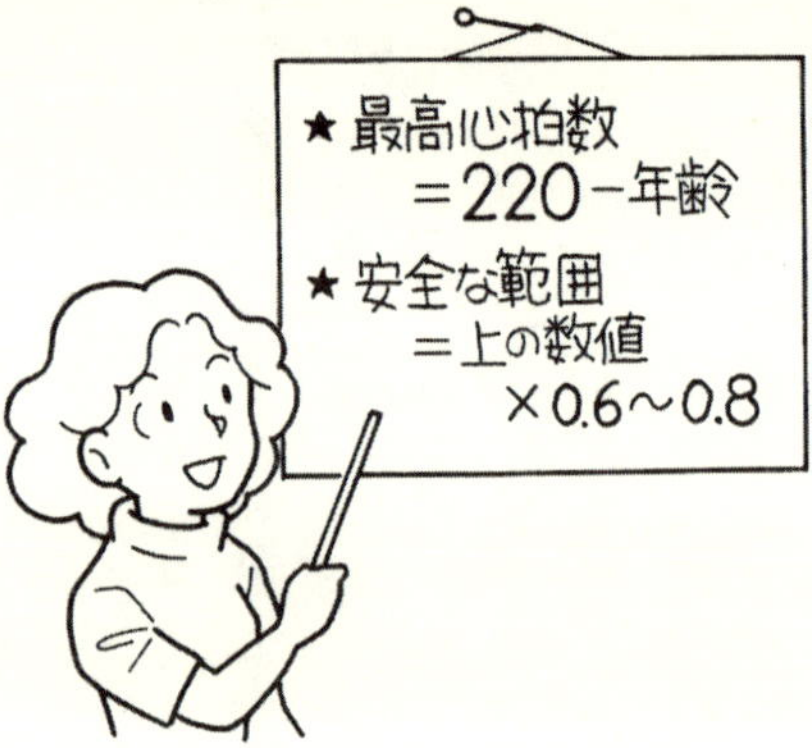
★最高心拍数
＝220－年齢
★安全な範囲
＝上の数値
×0.6～0.8

心拍数は「220－年齢」が理想

いと報告されています。

一般にゴルフは健康によいとされていますが、ゴルフのスイング中の心拍数が九〇～一五〇に急増し、それを何回も繰り返すことが心臓への負担を増し、さらに寝不足や昼食時のアルコール摂取が脱水を助長させ、循環器系への危険度を増します。

毎年、日本だけでも三〇〇人以上がゴルフのプレー中に突然死しているそうです。

しかも、スポーツ中の突然死の原因の八五パーセントが虚血性心疾患であることから、ふだんから自分の脈拍数を意識する必要があります。

一般に〝二二〇－（マイナス）年齢〟が最高心拍

数とされ、それ以上は危険な状態といわれています。

この最高心拍数の、六〇～八〇パーセントの心拍数が安全な範囲です。五〇歳の人なら最高心拍数は一七〇ですから、それに〇・六～〇・八を掛けて一〇二～一三六までが安全範囲といえます。

とくに、若いときに慣らしたスポーツに危険な落とし穴があります。年を忘れ、若いつもりになって、「こんなはずじゃない」「もっとうまくできるはずだ」とつい無理をしてしまいがちになるからです。

脈を診ながら（五〇歳の人なら五秒間で一〇～一一回まで）、それが面倒なら息が切れるまで運動しないことです。

むしろ年をとってから覚えた運動のほうが、むきにならずにすむので安全かもしれません。

ポイント⑪ 活性酸素を出す悪者を避けよう

たばこは百害あって一利なし

最近、嫌煙権や受動喫煙のことがよくマスコミでとりあげられています。

実際、たばこを一本吸うと一〇〇兆個の活性酸素が出るそうです。たばこには二〇〇種類以上の有害物質があり、なかでも、血管を収縮させるニコチン、赤血球とくっついて酸素の循環を阻害する一酸化酸素、それに強い発ガン性のあるタールが三悪です。

タールにより生じた活性酸素は、前述したように細胞を傷つけ、発ガン性をもっており、直接吹き付けられる肺ガンや喉頭ガンばかりでなく、さまざまな臓器のガンを引き起こします。

しかし、たばこの害は発ガン性だけではありません。心臓や血管系の疾患、たとえ

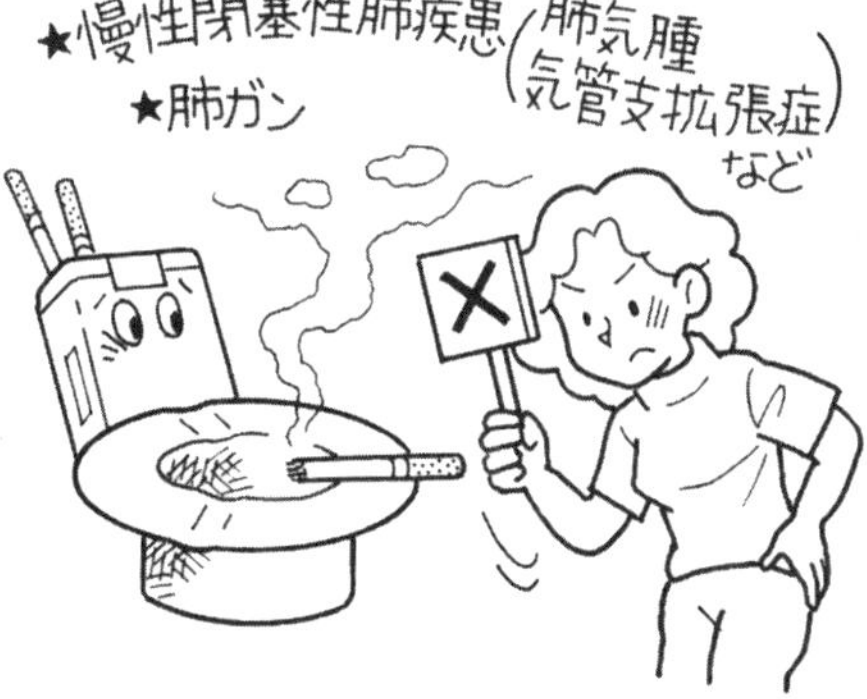
★慢性閉塞性肺疾患（肺気腫
気管支拡張症）
など
★肺ガン

喫煙による死亡の最大の原因は肺ガンではない

ば、狭心症や心筋梗塞のリスクも増します。

意外と知られていないのですが、喫煙による死亡の最大の原因疾患は、肺ガンではなく慢性閉塞性肺疾患（肺気腫や慢性気管支炎など）なのです。この病気は、晩年には息をするのも努力を要するようになり、どこへ出かけるにも酸素ボンベが必要となるので、著しく日常生活を妨げます。

最近になって、やっとたばこの箱に肺ガンや心筋梗塞の病名をつけた警告文を表示することが義務付けられましたが、喫煙にはこのようにほとんどメリットがありません。

活性酸素を出すものは、自然界でいえばまず紫外線です。皮膚ガンとの関係はよく知られていますが、白内障の原因でもあります（予防としては、外出時にはサングラスと日焼け止めクリームが有効です）。

食物の酸化も大敵

活性酸素を出す二つ目のものは、酸化した食品です。とくに油を使った加工食品（インスタントラーメン、ポテトチップ、フライナッツなど）は、古くなればなるほど酸化が進み、活性酸素の発生源になります。

いわしや鯵《あじ》、マグロなどの回遊魚にはＥＰＡ（エイコペンタエン酸）やＤＨＡ（ドコサヘキサエン酸）などの不飽和脂肪酸が多く含まれていますが、これとて鮮度が落ちれば酸化して飽和《ほうわ》してしまい、活性酸素の発生源になります。

動物性の肉はめったに生食《せいしょく》できませんので、酸化物質という点からも好ましくありません。言い換えれば、腐る直前の酸化物を食することになるからです。

三つ目は電磁波です。どこかの白装束の団体がマスコミをにぎわしたのは記憶に新しいところですが、コンピュータや携帯電話、テレビ、電子レンジなど、身の回りのいろいろなものから電磁波が出されています。携帯電話はバッグに入れて持ち歩くとか、電磁波を防ぐエプロンなどを使用するのもよいでしょう。

そのほかの活性酸素の発生源としては、〝水道水に含まれるトリハロメタン〟(浄水装置や活性炭で除去)、各種農薬(よく洗う)、魚や貝、カニなどに含まれるダイオキシン、ホルムアルデヒドなどの建材(空気清浄機で除去)、X線や飲み薬などがあげられます。

ちなみに、東京湾の海産物でダイオキシンの高濃度ワースト3は、上から順にスズキ、ワタリガニ、タチウオです。また、魚や貝の内臓も食べるのを控えるべきでしょう。

最近、メカジキやキンメダイの水銀濃度が高いことが報道され話題になりましたが、比較的深海に生息しているアコウダイやムツ、アンコウなども要注意でしょう。

逆に、年魚（一年で一生を終えるもの）であるハゼやイカ、サンマなどは毒物が体内に蓄積する暇がないので安全です。

ポイント⑫ 肩こり体操と腰痛予防法を覚えよう

筋肉をほぐして肩こりに対処

次に、肩こりや手のしびれ、腕のだるさなどの症状をきたす頚肩腕症候群の予防法についてお話しします。

座位で、しかも同じ姿勢で長時間仕事をされている方は、ほとんどが肩こりに悩まされるものです。仕事の前、最中、いつでもいいですから肩関節を回したり、上げ下げしたりして、肩周囲の筋肉をほぐします。これは一種のストレッチ運動であり、疲れて腫《は》れている筋のためにつぶされている血管を再開させ、血行を改善します。

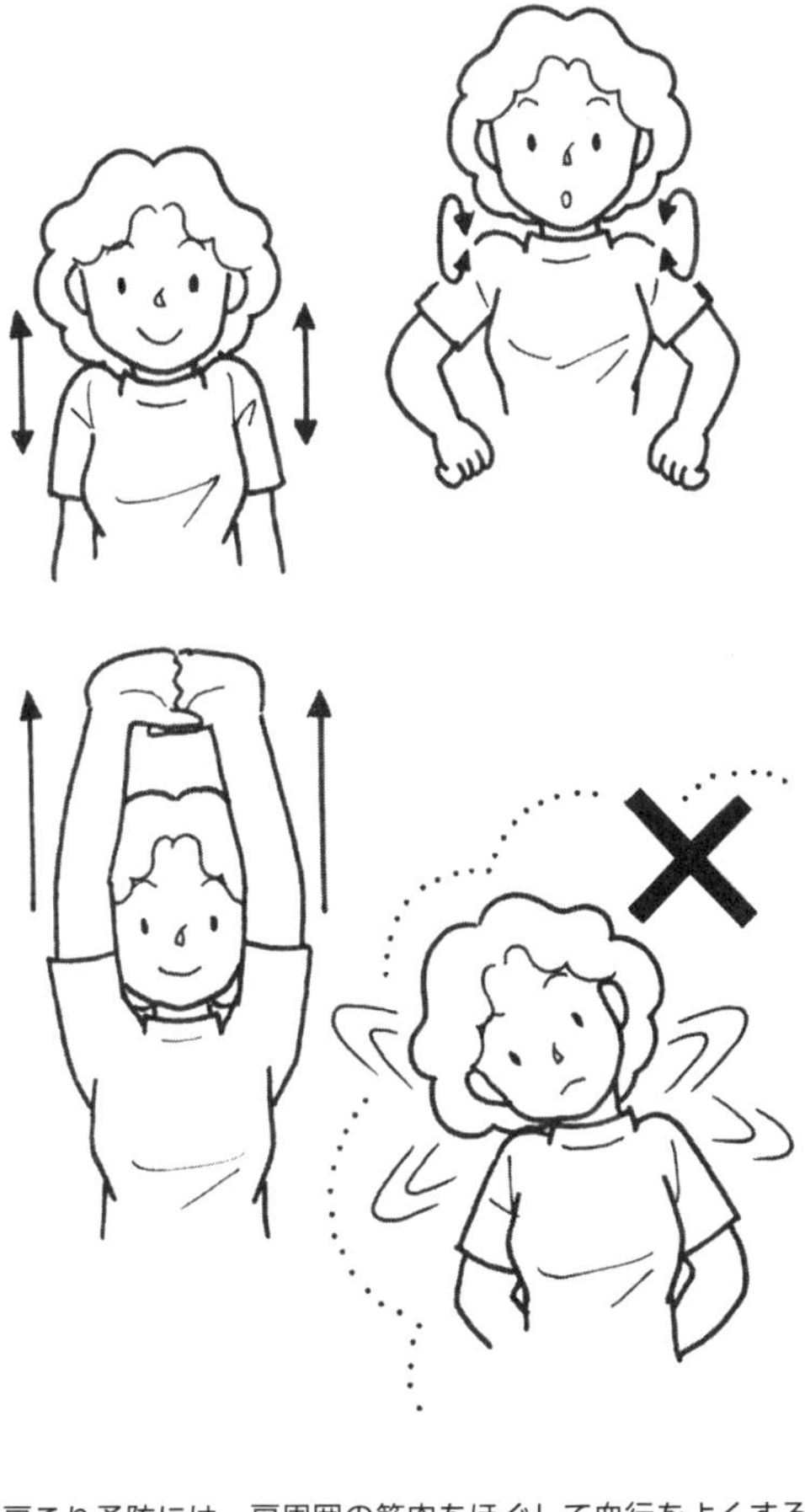

肩こり予防には、肩周囲の筋肉をほぐして血行をよくするとよい

しかし、ラジオ体操のように首をグルグル回したりしてはいけません。とくに中年以降の方は、首の骨と骨の間に老化現象からもたらされた「がたつき」が多かれ少なかれ存在します。その「がたつき」は、首の痛みや肩こりの原因になるものですが、グルグル回しはその「がたつき」を助長してしまうからです。

また、首を反らせて音を出させるとすっきりするという人がいます。これはおそらく、寝違いのところでお話しした「椎間関節」で鳴っている音だと思いますが、鳴らそうとして首を傾けたらそのまま動かせなくなって、救急車で連れてこられた方もいますので、首をボキボキ鳴らすのも考えものです。

ちょっとした工夫でこりを防ごう

肩こりを防ぐには、一時間以上同じ姿勢を続けないようにし、一時間ごと（できれば三〇～四〇分ごと）に席を立って、行きたくなくてもトイレにでも行って姿勢を変えてみましょう。これは腰痛防止にもなります。座位での会議やパソコン業務では、姿勢、椅子やテーブルの高さ・勾配にも気をつけたいものです。

椅子の座面は、水平面より五度程度浮いているほうが腰部の疲労防止にはよく、背面と座面との角度も九五～一〇〇度くらいが最適であると人間工学的に指摘されています。もちろん、ランバーサポート（腰当て）も大切です。

また、できれば脚を組み、腰椎の前への反りを少しでも減らしたほうが腰に負担をかけません。ノート型パソコンは、キーボードがディスプレイに付いているため、どうしてもキーボードを打つ際に体が前のめりになってしまいます。ブラインドでキーを打てる方でも両手を前に突き出して不自然な姿勢で打つことになりますので、その結果、短時間の使用でも肩こりや腰の疲れが生じます。オフィスなどではできるだけデスクトップ型を使いましょう。

パソコンは
デスクトップ型が
望ましい
水平＋5°
座面に対し
95°〜100°

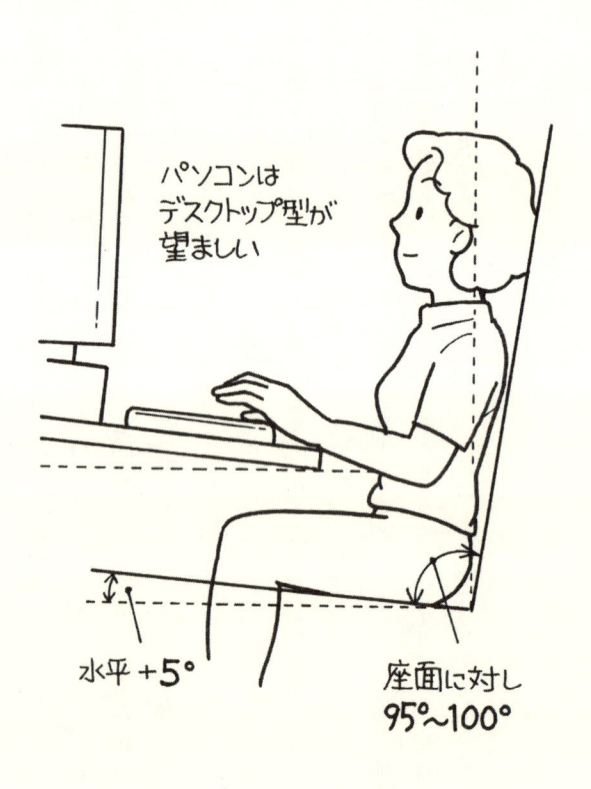

肩椅子やテーブルの理想的な高さや勾配

ポイント⑬ 呆け予防法を覚えよう
体と頭を使おう

よく、老化は足からといいます。一般的な心がけとしては、なるべく人を呼びつけないで、自分から動くことです。率先して体を使うことが大切です。足を積極的に使う人や早足で歩く人は、暦年齢よりずっと若々しくみえるはずです。

肉体労働の方は、逆に頭をよく使うように心がけてください。仕事の段取りをどうしようかとか、旅行や宴会の企画など頭を使うところはいくらでもあるはずです。「企画する」ということは、まず目的から始まり、方法あるいは手段を考えなければなりません。そして実際に行ってみて、その結果とそれに対する評価があり、医学論文を書くときの手法に似ていて非常に頭を使う行為といえます。

定年退職をされた方が突然ボケはじめるというのも、頭を使わなくなったことが大いに関係しています。

高齢者が読書、楽器演奏、ダンスなどの余暇活動へ参加することで、痴呆になるリスクを下げることが最近の研究で指摘されています。

とはいえ……これから人生一〇〇年にならんとしているのに、六〇歳前後で定年というのは少し早すぎますよネ。

ポイント⑭ お酢は体にとっては毒なのです 肉体は本来、酢を拒否する

さあ、いよいよ昼食です。

ここでは、健康的にダイエットする方法を述べます。まず、今はやりの〝低インシュリンダイエット法〟ですが、日本糖尿病学会や肥満学会などでは、この方法は批判

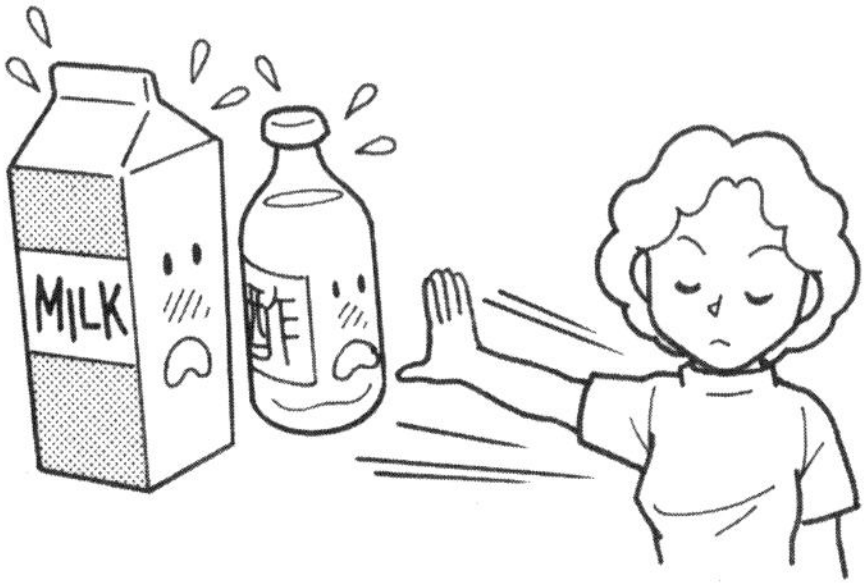

牛乳は１リットル飲めても、お酢はそんなに飲めません

されています。おそらくカロリー計算をしないからだと思いますが、私はこの方法がそれほど間違っているとは思いません。

ＧＩ値（グリセミック・インデックス）の低いものを食べるというのは、血糖値を急激に上昇させないので正しいと思います。しかし、野菜の種類を限定したり、乳製品をすすめたりというのは同意できません。また、酢の物や牛乳などをＧＩ値を下げるために最初に食べるというのも納得できません。

酢は、安保先生の『未来免疫学』にも書かれているように、本来、体には毒なのです。「酢は体をアルカリにする」とか「お酢は体を柔らかくする」とか、わかったようなわからないような理屈は、お酢の毒性に基づく体の反作用かもしれません。

食べ物が腐るとすっぱくなります（すっぱい＝酢の味がする）。それでわれわれは、腐っている、と判断して吐き出すわけです。このように、肉体は本能的に酢を拒否するものなのです。

われわれは水を一リットル飲めますが、お酢は絶対に一リットルも飲めません。飲んだらおそらく死んでしまうでしょう。

肉体は酢の毒を利用している

それほど「毒」のお酢を、われわれはどうしてとるのでしょうか？　それは、お酢の毒性を逆に利用しているからなのです。

お酢を口に含むと、唾液がたくさん出てきます。そし、胃も腸も一生懸命消化液を出し、蠕動《ぜんどう》運動（腸の動き）が盛んになります。これらの生体反応は、すべて「毒を素早く処理し、素早く排泄しよう」という目的から生じています。

ですから、これを利用して食欲の落ちたお年寄りやつわりの妊婦さんは、好んで少しの酢の物を前菜として食べ、その結果消化活動が盛んになり食が進むわけです。

ヨーロッパでも、お酢がマリネに使われています。ですから、健康人がお酢の物をはじめに食べると食欲がすすんでしまい、ダイエットどころではなくなります。

もちろん、お酢のなかに含まれている固形成分には体によいものもありますから、一概にお酢は毒とはいいきれません。また、「にがいもの」もすっぱいものと同様で、「早く排泄しよう」と体が反応します。

漢方薬などのにがい薬には、本来の薬効のほかに苦味という効用もあるようです。

ポイント⑮ 炭水化物を補助的に食べよう

脂肪のとりすぎこそ肥満の原因

低インシュリンダイエット法のように、カロリー制限をしないダイエットのほうが確実に長続きします。つまり、食べる量を制限するのではなく食べる内容、質を変えるのです。

以前はご飯を食べると脂肪に変わるといわれてきましたが、生理的な食欲に応じて食べている限り、そのようなことはありえないことが最近の研究でわかってきました。つまり、ご飯（炭水化物）によって体はエネルギーバランスをコントロールしており、ご飯を食べ過ぎると満腹感が持続し、次の食事では食欲が落ちる仕組みになっているということです。

逆に、運動をしてグリコーゲン（炭水化物）が消費されると、食欲が進みます。昔から、「ご飯は腹もちがよい」といわれてきましたが、その裏にはこういった事実が隠されていたのです。

実際、戦前の日本人における摂取カロリーの七〇パーセントはご飯でしたから、肥満の人が少なかったのも理解できます。ご飯を食べ過ぎても太らないからです。

では、何が肥満の原因か。もう想像がつくと思いますが、「脂肪のとり過ぎ」なのです。

脂肪のとり過ぎによる肥満に対しても、炭水化物と同様に、体の中にはコントロールをする働きがあり、ある程度太ると、体は一生懸命脂肪を代謝し、体脂肪を減らそうとします。この基準は遺伝によって決められており、個人個人で異なります。

全く同じ内容で同じ量の食事をしても、全く太らない人と、すぐ太ってしまう人がいるのは、遺伝子が違うからです。「水を飲んでも空気を吸っても太る」というのは、単なるいいわけではなかったのです。

脂肪は口当たりがよく、おいしいため、つい食べ過ぎてしまいます。ステーキはたんぱく質というより脂肪のかたまりと考えたほうがよく、脂の乗った魚にはそれこそ脂肪分が多いわけです。

このように、脂肪のとり過ぎが肥満につながるわけですから、ダイエットをするとしたら、まず脂肪の摂取量を減らし、運動で体脂肪を減らす、という脂肪の引き算を図るべきです。

ポイント⑯ たくさんの種類の野菜を生で食べよう お昼は野菜と炭水化物を

そこで提案ですが、お昼は野菜と炭水化物を中心に食べましょう。

野菜は、ニンジンやカボチャなどのGI値の高いものでも構いません。ニンジン・ホウレンソウ・春菊・サヤエンドウ・ニラ・グリーンアスパラ・トマト・ピーマン・

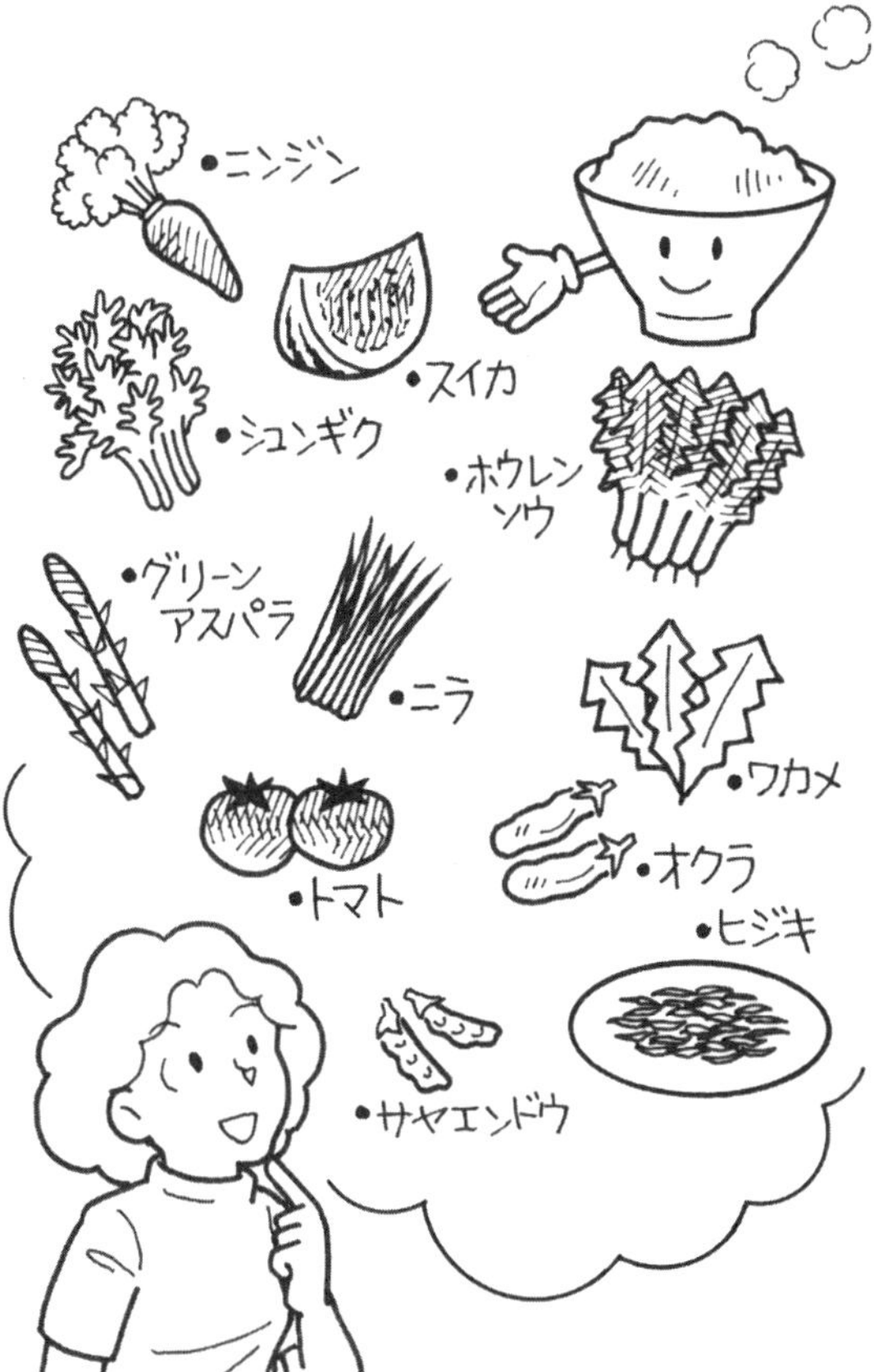

お昼は野菜と炭水化物を中心に…

オクラ・パパイヤ・スイカ・ワカメ・ヒジキなど、緑黄色野菜には約五〇種類のカロチンが含まれています。

これは、本来自然の紫外線などから生じる活性酸素による害を防ぐために植物に存在するもので、色を形づくっているポリフェノールという物質にも抗酸化作用があります。これらは、人の体内でも活性酸素に対して働いてくれます。しかも脂溶性なので不飽和脂肪酸の酸化防止にもなります。

とくに、スイカやトマトに多いリコピンという物質は強力です。

ナスは、皮の部分にポリフェノールが多いので皮ごと食べるとよいでしょう。活性酸素はガン発生因子です。緑黄色野菜をたくさん食べている人はガンの発生率が低い、という報告もあります。

NHKの番組で、ガン予防のいちばんにあげられていたのが「植物性食品を中心とした食事」ですし、四番目は野菜、果物を一日四〇〇〜八〇〇グラムとることでした。

また、アブラナ科の野菜（カリフラワー・キャベツ・白菜・大根・ブロッコリー・

小松菜など）に含まれているインドール類という植物ホルモンが発ガン性物質を強力に解毒する作用があるため、アメリカではキャベツがニンニクに並ぶ抗ガン食品として認められています。

アブラナ科の野菜には、インドール類のほか、葉緑素、カロチンなども含まれており、これらも抗ガン性に働きます。

一方、キノコ類には免疫を賦活《ふかつ》しガンを抑制する効力をもつβ―グルカンという多糖類が多く含まれています。

現在抗ガン薬として利用されているクレスチンは、カワラタケから、レンチナンはシイタケから、シゾフィランはスエヒロタケからつくられています。

健康食品としてアガリスク（ヒメマツタケ）なども販売されています。

マイタケには、マイタケ特有のマイタケDフラクションという免疫力を高める物質があり、風邪やインフルエンザを予防します。キクラゲ・エリンギ・マイタケ、干しシイタケなどには脂肪を減少させる作用もあります。

免疫――人体の精巧な防御機構

ここで、免疫について少し説明しましょう。

免疫というのは、人の体を外界の刺激や侵入者（細菌やウイルス）から守る生体防御機構のことです。

『未来免疫学』によれば、生体防御を担当する白血球には二つのタイプがあり、一つは外から侵入してきた細菌を食べて退治する顆粒球やマクロファージなどの食細胞系の細胞であり、もう一つはウイルスや異種蛋白が侵入したときに生じる抗原抗体反応によって異物を攻撃するリンパ球系の細胞です。

食細胞系の白血球は、おもに粒子の大きい細菌、すなわちブドウ球菌や溶血性連鎖球菌などに対して働き、これらの細菌を食べて退治したあと自爆し、周囲に活性酸素を出して組織破壊を起こします。これがいわゆる「膿み」です。

食細胞系の白血球が働く場合は、リンパ球系は働かないので〝免疫〟は成立しません。一つの例がニキビです。つまり、ニキビの菌が顔に付いても免疫はできないので、ニキビは何度でもできるわけです。巻き爪といわれる陥入《かんにゅう》爪でヒョウソになる人は、何回でもヒョウソになるのです。

一方、ウイルスや異種蛋白など、小さすぎて顆粒球やマクロファージが食べて処理することのできないものに対しては、リンパ球が働き抗体をつくることによって免疫反応が成立するわけです。

風邪をひいたとき、それが細菌性であれば顆粒球が増えてリンパ球は増えませんが、ウイルス性であれば、顆粒球は増えずにリンパ球が増加します。

いま問題になっている新型肺炎「SARS」は、コロナウイルスが原因であることが判明しましたが、同定《どうてい》されたウイルスの遺伝子からインフルエンザやエイズウイルスと同様に、RNA型ウイルスであることも報告されています。RNA型ウイルスは、DNA型ウイルスに比べて自己複製のスピードが速く変異しやすいため、とらえにくく、エイズウイルスの感染者は世界で四千万人に達し、平成一四年だけで三〇〇万人以上が死亡しました。

インフルエンザは毎年流行していますが、ウイルスに対するワクチンも型が異なると効かないのです。

しかし、人体の抗体生産工場では、無数の型の抗原に対応できる仕組みをもっていることが最近判明しました。

人の体は、抗体をつくる遺伝情報を細かく分けて準備しており、侵入してきた抗原に対応して細かく分けられた情報を組み立て、数千万種類の抗体をつくることが可能だそうです。

この絶妙な防御機構をもつわれわれの体を、利用しない手はありません。

ウイルスが侵入しても、発症に至らないケースがままあるのです。つまり、食生活によって自らの免疫力を高めることができるのです。生の果物や野菜などの植物性食品をおすすめする所以です。

ゴマ・大豆・タマネギは優れた効用をもつ

それでは、再びいろいろな野菜の効用についての話に戻りましょう。

ネギ類などに含まれるセレンという物質は、活性酸素を分解させるグルタチオン・ペルオキシダーゼという酵素の必須成分です。これが不足すると老化が早まり、シミやフケが増えるそうです。

ゴマにはセサミノール配糖体が含まれていて、食べたあと腸内細菌によりセサミノールという抗酸化物質に変化します。これが悪玉のＬＤＬコレステロールの酸化を防ぎ、ひいては動脈硬化の進行を防ぎます。外皮が消化されないセルロースのため、擦《す》らないとそのまま便に出てきてしまいますので、擦る必要がありますが、擦ったまま放置すると酸化しますので、できるだけ食べる直前に擦るのがよいでしょう。

大豆に含まれる大豆サポニンや大豆イソフラボン、レシチンは、いずれもコレステロールの上昇を防ぎ動脈硬化を予防します。キナコやみそ・しょうゆ・豆腐・豆乳・湯《ゆ》葉《ば》・納豆などの大豆加工品にも同様の効果があります。

とくに納豆は、ナットウキナーゼを含み、血栓をつくるフィブリンに直接働き、血栓をウロキナーゼと同様に分解します。

この働きは八時間持続するので、深夜あるいは明け方の脳血栓予防には、夕食のときに納豆を食べるとよいといわれるのです。

タマネギはネギ属の野菜で、長ネギ、ニラ、ニンニクと同じ仲間なので、効能もニンニクと似ていますが、タマネギ特有の効能もあります。それは催涙性物質から生まれる含硫《がんりゅう》化合物で、血液をサラサラにして活性酸素を除去します。

また、タマネギの黄色い色素成分であるケルセチン（ポリフェノールの一種）は高い抗酸化力をもち、高血圧や動脈硬化の進行を防ぎます。

タマネギは、加熱する一五分以上前に切ってあれば、あまり効能に変化はありません。

ヌメリ野菜（オクラやヤマイモ）のヌメリに含まれるムチンやペクチンは、コレステロールや糖の吸収を抑制します。

とくにヤマイモは、昔から「山薬」と呼ばれるほどすぐれた効能があり、高血糖改善のほかに、ビタミンB1、B2、亜鉛、マグネシウム、ジアスターゼ（糖質を消化する酵素）などの有効成分が多く含まれています。

ヤマイモのなかでも、薬効は自然薯《じねんじょ》が一番だそうです。

"早食いは肥満のもと"は本当である

このように、野菜には様々な健康物質が多数含まれています。なるべくいろいろな種類の野菜をできるだけ生で食べることをおすすめします（重要な酵素は摂氏五四度で壊れてしまいます）。

ただし、よく洗って農薬をおとす必要があります。キノコ類はβグルカンが水で溶けて流れてしまうため、拭くか、さっと洗う程度にするとよいでしょう。

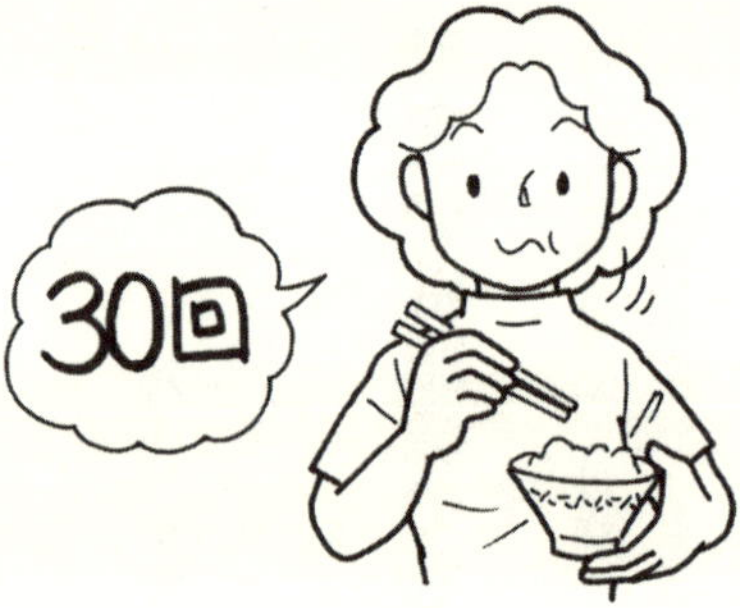

「食べ物は口に入れたら30回噛め」といわれている

農薬や化学肥料が気になる方は、無農薬野菜や有機栽培の野菜を選びましょう。
有機ＪＡＳマークの規格の野菜は、三年間以上化学合成農薬や化学肥料が使用されていないことが農林水産省認定機関によって保証されています。

山盛りの生野菜を食べるのには、かなりの時間とかなりの噛む行為が必要となります。一般に、食べ物は口に入れたら三〇回噛めといわれています。噛むことは咀嚼筋《そしゃくきん》を鍛え、消化液の分泌を促進します。食事時間の延長にもつながり、上昇した血糖値が肥満細胞を刺激し、レプチンが出され、それが視床下部の満腹中枢《まんぷくちゅうすう》を刺激します。

よく「早食いは太るもと」といわれますが、これは医学的にも正しく、早食いをすると、満腹中枢が刺激される前に大量に食べてしまうことにつながります。

生野菜を山盛り食べる習慣を身につけましょう。季節ごとに旬の野菜があり、旬のものはやはりおいしいものです。

ドレッシングには、私自身はあまりこだわっていません。たとえオイルが多少入っていても、生野菜の酵素が何とかしてくれる、と思っています。

食生活習慣の変更を長続きさせるためには、「おいしく食べる」と「満足する」がストレスを感じない秘訣だと思います。

それから、あまりダイエットにこだわらないで、より健康的になることを主眼においてください。

野菜を山盛り食べて（かなりお腹はふくれますが）、今ひとつ物足りない分はおそばやラーメン、ごはん（できれば玄米）などの炭水化物で補いましょう。ただし、おそばやラーメンには驚くほど塩分が含まれていますから、スープは、飲まないほうが賢明です。

塩分控えめで健康維持

ここで、塩について一言。

生物は進化の過程で、海から陸に上がるために壮絶なトライ・アンド・エラーを繰り返した末、腎臓という塩分を再吸収する臓器を発達させ、塩分の保持、すなわち体液量（血液など）の保持に成功しました。

陸上のほとんどすべての植物には、塩分がわずかしか含まれていません。ですから、草食動物に塩をあげると好んで食べるといわれています。ほかに塩分を確保する手段がないからです。

塩には、今われわれが簡単に手に入れることのできる化学精製塩のほかに、かつて海だったところが干上がってできた岩塩、海水からいろいろな方法で製塩する自然海塩などがあります。

日本には岩塩がほとんどなかったため、先人たちは自然海塩を様々な工夫によって手に入れてきました。この自然海塩は、九九パーセントが塩化ナトリウムの化学精製塩とは異なり、塩化カルシウムや塩化カリウム、塩化マグネシウムなどを含んでいます。

それらは、微妙なミネラルバランスやナトリウムの排泄に貢献しますので、化学精製塩より健康的です。

現在、われわれは溢れる化学精製塩の中でくらしています。人間の身体は塩分を保持する機能には優れていますが、塩分のとり過ぎに対しての防御機構は不十分です。

一日に人間が必要とする塩分の量は、たった〇・五〜一・五グラムにすぎないといわれていますが、日本人は平均一二グラム、東北の人は一四グラムをとっています。

厚生労働省は、一日の塩分摂取量一〇グラム以内をすすめていますが、小匙ならわずか二杯、梅干なら三個で一〇グラムに達してしまいます。

塩分のとり過ぎは、高血圧ばかりでなく、胃ガンとも関係しています。高血圧、とくに体液依存性の高血圧の方には、一日の塩分を七グラム以下にするよう指導していますが、高血圧や胃ガンになる前から塩分を控えめにして健康を維持しましょう。

そのためには、食品に含まれている塩分の量を覚えると同時に、「しょうゆはかけないで浸ける」「そばやラーメンの汁やスープは飲まない」「薄味に慣れる」などの工夫も必要です。

ちなみに、そばやうどんは四〜六グラム、ラーメンなら六〜八グラム、味噌汁には二グラムの塩分が含まれています。

ラーメンも、種類によっては脂肪が多いので注意が必要です。とんこつラーメンには脂肪が一〇グラム、しょうゆラーメンで五グラム、塩バターラーメンで一二グラム、みそラーメンで八グラム、チャーシューメンで一〇グラム含まれています。

ＧＩ値の高い、いわゆる「白いもの」である白米のごはん、うどん、精製した白い

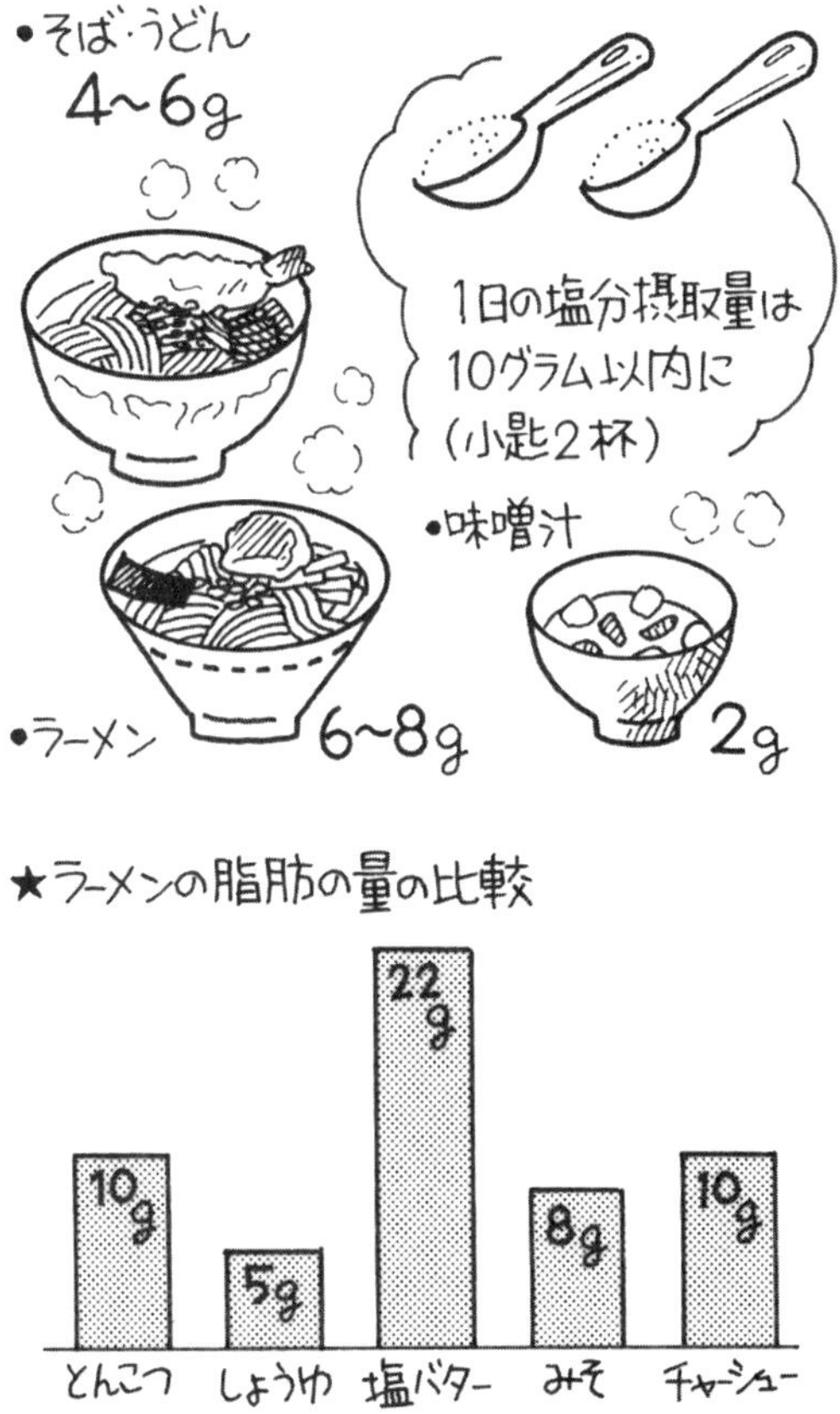

こんなメニューにこれだけの塩分が！

パンは避けましょう。

また、炭水化物の消化にはアルカリ性の消化酵素が、動物性のたんぱく質の消化には酸性の消化酵素が必要となるため、炭水化物と動物性たんぱく質を同時にとると消化にかかる時間が八時間～一〇時間にも及ぶそうです。ですから、少なくとも昼食には動物性たんぱく質は控えたほうが賢明です。消化にエネルギーが使われ続けると、午後の活動に影響するからです。

私は、よくそばやラーメンに唐辛子を沢山かけて半人前くらい食べます。唐辛子に含まれるカプサイシンは、体を温め、脂肪の燃焼率が増えるからです。

夜にパーティーや会合など外食の予定があるときは、昼食の量を加減する必要があります。

このような野菜中心の食事で栄養失調にならないのか疑問の方は、短距離の世界的アスリート、カール・ルイスを思い出してください。彼はベジタリアンで有名です。

実際、私自身少し無理をしても風邪をひかなくなりました。栄養失調どころか、かえって健康になっています。

食物繊維は鉄の吸収を抑制しますが、それで貧血になったという話は聞きません。無理なダイエットで肌荒れがひどくなったという話は聞きますが、野菜中心の食事をしていれば、ビタミンA、B_2、B_6、Eなど、肌に関係するビタミンを豊富にとれるので逆にスベスベしてきます。

ポイント⑰ 肉を食べるのは控えよう
肉類の食べすぎはさまざまな疾病のもと

肉食が骨粗鬆症をもたらすことは前述しましたが、それ以外にもさまざまな病気の発生と関係しています。

ここで、もう一度ピーター・コックス氏の『ぼくが肉を食べないわけ』から抜粋して紹介します。

① 動物との接触による感染症

いま騒がれているSARSウイルスは、動物からの感染が疑われていますが、エイズウイルスは猿から、クロイツフェルト・ヤコブ病の原因であるBSE（狂牛病）ウイルスは羊や牛からの感染といわれています。

もっとも、普通の風邪ウイルスは約一万年前に馬から感染したものであり、はしかは六〇〇〇年前に狼から、梅毒は二万年前に猿から、コレラは二〇〇〇年前に牛と羊から感染したものです。

これからも、「食」をするとしないにかかわらず、さまざまな動物との接触によって新たな感染症が発生することが予想されます。

② ガン

一九八一年、オックスフォードの疫学者であるリチャード・ドルらは、人のガン発生に関する膨大なデータを分析し、いくつかの危険要素を指摘しました。

ガンによる死者全体に占める割合の多い順に、食事が三五パーセント、たばこが三〇パーセント、感染が一〇パーセント、職業が四パーセント、アルコールが三パーセント、汚染が二パーセントなどです。

この報告をきっかけに、食事の何がガン発生と関係しているかが各国で調査され、肉食が大腸ガンばかりでなく、乳ガンにも関係していることが判明しました。

植物繊維をとる量が少ないとか多いとかとは全く無関係に、単に肉を食べれば食べるほどガン発生率が上がるということであり、肉自体が危険因子だったのです。

③関節炎

ベジタリアンのグループに関節リウマチの発生率が低いことは、以前より指摘されていましたが、実際に関節リウマチの患者さん二七名にベジタリアンの食事を三～六カ月続けた結果、関節の腫れや痛み、朝のこわばり、白血球数などが一ヵ月で改善されました。実験を終了した後も、一年間、改善が持続したと報告されています。

肉や酪農製品にはアラキドン酸がふくまれており、体内に吸収されてからプロスタグランディンやロイコトルエンという炎症を促す物質に変わるため、関節炎の増悪《ぞうお》因子になることがあります。

④高血圧

ベジタリアンのグループを対象に、肉食を中心とした食事を二週間続けた結果、血圧が一〇パーセント上昇したという報告や、逆に二六人の高血圧患者に有機栽培の野菜や果物のベジタリアン食を一年間続けたところ、二〇人が服薬不要になったとの報告があります。

野菜や果物の何が効いたのかは不明ですが、ベジタリアン食の全体的な効果が指摘されています。

⑤糖尿病

今の子供たちが糖尿病になる確率は、昔の六倍といわれています。

実際、肉を食べない人は糖尿病にかかる率が四五パーセント減少するという研究結果や、肉食の人が糖尿病になると、肉食しない人と比べて死亡率が二倍に増えるという研究結果が報告されています。

母乳で育てられた子供に比べて、牛乳で育った子供は人生の後半になって糖尿病になりやすいとの報告もあります。

また、インシュリン療法を行っている患者を対象に、野菜繊維一日二〇グラムと六五グラムの二通りの食事を分けて与えた結果、六五グラムの群でのインシュリン必要量が二〇グラムの群より七三パーセント少なかったとの報告もあります。

⑥胆石

肉は脂肪のかたまりですから、コレステロールが関係している胆石の発生と肉食が大いに関係しているのはよく理解できます。

⑦ 白血病

アメリカの調査によれば、商業用の鶏のほとんどは白血病ウイルスに感染しており、商業用の牛の六〇パーセントが、牛の白血病ウイルスに感染しています。

さらに、ポーランドの研究によれば、牧畜業・屠畜業・製革業の人には白血病にかかる率が高く、「白血病にかかった牛は、ある種の環境下において、人にガン、とくにリンパ系でのガンの増殖を促す要素となる。それは病気の牛との接触だけではなく乳製品の摂取にもよる」と結論づけています。

ポイント⑱ 自分が「顆粒球人間」か「リンパ球人間」かを知ろう

人には「顆粒球人間」と「リンパ球人間」がある

人間には、「顆粒球人間」と「リンパ球人間」がいる…というと、なにやらエイリアンみたいな感じをもたれるかもしれませんが、ここで、安保徹先生の『未来免疫学』をもとに、その違いをみてみることにしましょう。

人は、白血球の中に顆粒球とリンパ球をもっています。その割合は人によって異なります。

たとえば、リンパ球が四〇パーセント前後を占めていたら、その人は「リンパ球人間」といえます。

リンパ球人間は、おっとりしている穏やかな性格の人が多く、リンパ球が多いために、アレルギー体質をもつことも多いのです。

一方、リンパ球が三〇パーセント前後の人は、顆粒球人間です。すべてに活動的で、いわゆるテンションの高い人が多く、せっかちです。

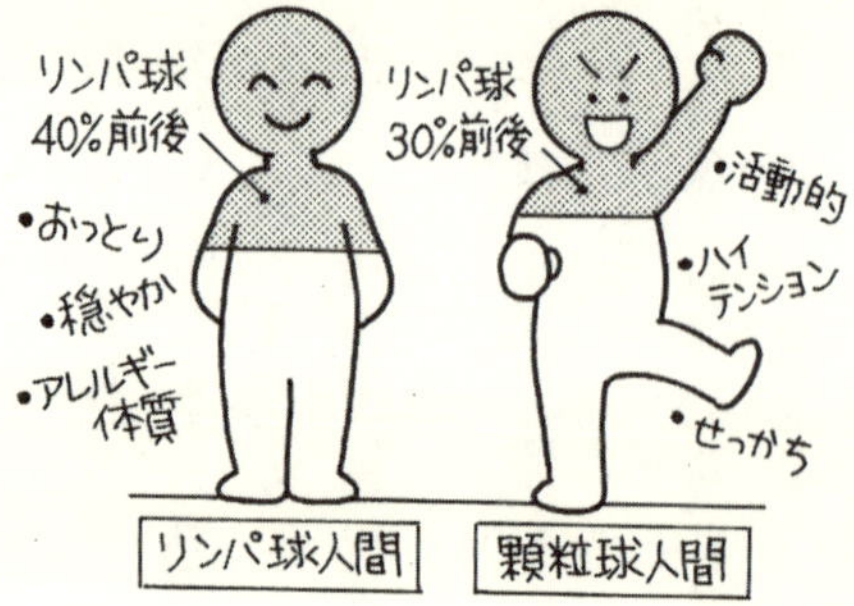

顆粒球人間とリンパ球人間

このような人は、アレルギーにはなりにくいのですが、顆粒球が死んだあとに出す活性酸素が細胞を傷つけるため、盲腸（虫垂炎）やガンになりやすい体質といえます。

「スイカの種を食べると虫垂炎になる」とよく子供の頃いわれましたが、虫垂炎の原因は食物残渣《ざんし》ではなく、また細菌が証明されないことから、単なる感染症でもありません。

虫垂炎は、活性化されすぎた顆粒球が自爆し、周囲の組織を破壊した結果の膿《うみ》を伴った炎症であると考えられています。

また、どんな人でも日内《にちない》変動や天候、季節などによって体内の交感神経と副交感神経とのバランスが変化し、それに伴って顆粒球が増えたり、逆にリンパ球が増えたりします。ですから、そうした変化を上手に利用することがより快適な生活につながります。

痛みを感じるというのは、神経末端からのアセチルコリンという物質の分泌と関係していて、副交感神経の支配を受けています。

これを利用して、たとえば偏頭痛のある人は、交感神経を優位にしてやれば痛みは減るはずです。交感神経を刺激するには、「陽に当たる」「空腹を保つ」「痩せる」などの方法がいいでしょう。

「ストレスが溜まるとやけ食いをする」ということをよく耳にします。これは、人間がいろいろなストレスにさらされて交感神経優位になったとき、食べる、という副交感神経優位となる行為によって、いくらかでも緩和させるためとも考えられます。消化活動も消化液の分泌ですから、副交感神経なのです。

ストレスを上手に処理しよう

こうしてみると、肥《ふと》っている人は、とくにストレスを上手に処理しないとダイエットどころではなくなります。

顆粒球人間は、一日を通じて比較的午前と同じぐらいのテンションを保って活動できますので、消費カロリーは高く、したがって、ダイエットが必要のない、痩せ型の人が多いものです。

一方、リンパ球人間は、午後になるとテンションが落ち、新しい考えは浮かばず、慣れない仕事ははかどらず、ミスが続いたりします。そしてそれがストレスとなって間食をし、肥る一因にもなります。ですから、リンパ球人間は、仕事のまとめ的なことや相談ごとを聞いたりするエネルギー消費の少ない業務を、なるべく午後に回したほうがいいでしょう。

昼食後、一～二時間で眠気が襲ってきます（昼寝の仕方は次項で述べます）。

昼寝ができた幸せな人も、できなかった不幸せな人も、再び交感神経が賦活され、活動的になるのを自覚するはずです。仕事中はなるべく歩いたりして、体を使うことに留意してください。

ポイント⑲ 昼寝をしよう
一五分の昼寝が心身を再生させる

昼の眠気は、人間が本来もっている体内時計によって生じる生理的な現象といわれています。この眠気は、集中力や思考力、記憶力を著しく低下させます。交通事故がこの時間帯に多いのは、事実です。これを解消する最適な方法は昼寝ですが、仕事をもつ身でそうそう昼間寝るわけにもいきません。

二〇〜三〇分、必死に眠気をこらえていると次第に眠気は遠のきますが、昼寝をした場合と比べて、その後の眠気は約五割増加するそうです。

また、刺激への反応スピードも一〇〜三〇パーセント減少し、仕事の効率性は確実に落ちてミスも増えます。

ですから、できれば昼寝をするのが望ましいのですが、一方で、昼寝にも「よい昼寝」と「悪い昼寝」があります。その違いは睡眠時間にあり、一五分程度の短い睡眠がよいといわれています。

一五分と四五分の昼寝を比較すると、いずれも眠気は解消しますが、刺激の反応スピードは四五分の場合のほうが一〇〜三〇パーセント低く（昼寝をしないときと同様）なります。

一時間くらい昼寝をすると眠りが深くなり、起きたあとも睡眠惰性でボーッとします。

また、一時間以上の昼寝の習慣のある人は、アルツハイマー病（初老期痴呆症）になりやすいという報告もあります。

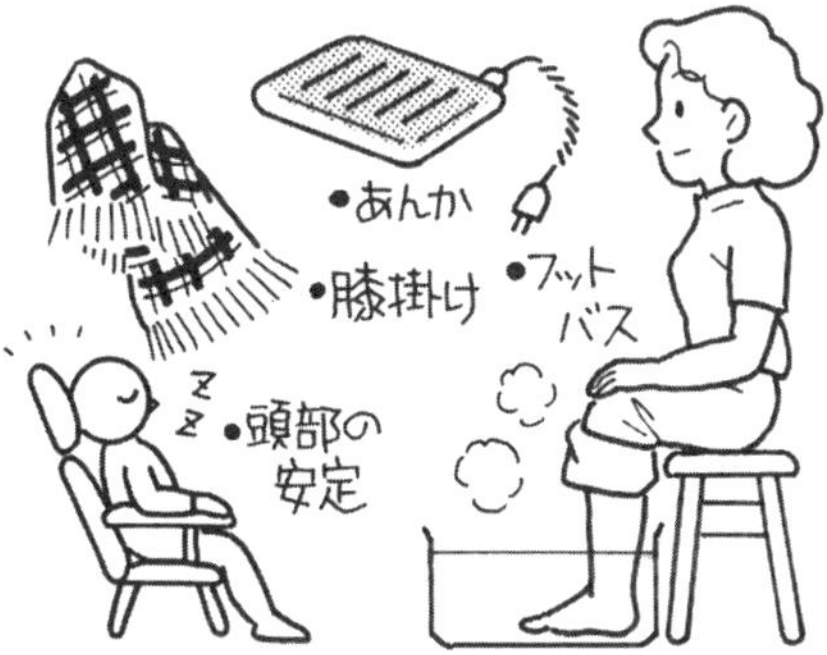

頭寒足熱の工夫で適度な睡眠

工夫次第で適度な睡眠がとれる

では、都合よく眠いときだけ一五分間眠るにはどうしたらいいでしょうか？

これを研究したダイキン空調技術研究所の松浦哲哉さんは、頭寒足熱を強調されています。

足部を温める器具を使ったり、今はやりのフットバス（足浴）を利用するなどして短時間の眠気を誘うわけです。

一五分間できちっと起きるためには、眠る直前にコーヒーを飲むとよいという人もいます。コーヒーのカフェインが飲んでから二〇〜三〇分で効いてくるため、よりすっきり起きられるそうです。もっとも、私の経験では、頭部の安定化が最も重要であり、ヘッドレスト付きの椅子があれば十分だと思います。

ソファーに横になるのは、長時間の睡眠につながってしまうので避けるべきです。

ポイント⑳ 夕食は今までどおりの食事内容に野菜を加えて夕食と就寝は時間をあけて

夕食が終わってから、二～三時間以上あけてから就寝しましょう。

夕食の開始時間は、就寝予定時刻の四時間くらい前が理想的です。とはいっても、お仕事をされている方はなかなか理想どおりにはいきませんし、私自身も食後から就寝まで一時間あけるのがやっとです。

ですから、胃がもたれないように食事内容も時間的余裕を見ながら決めるとよいでしょう。

フランス料理のコースでは、普通、前菜が出てスープが出て、そして野菜サラダが出されますが、理に適っています。

胃がもたれないようにするには、肉（あるいは魚）そしてごはんを、どっちも目いっぱい食べてやろう、などと考えないことです。

昼食の項でも書きましたが、肉類とごはん類を同時に食べると酸性の消化酵素とアルカリ性の酵素が必要になるため、消化時間が最低八時間と極端に長くなり、それが胃もたれを招きます。三七度の体内に八時間以上居座った肉は、完全に消化されないうちに腐敗が始まり、尿素、尿酸、アンモニア、硫化水素、インドールといった毒性の強い物質が次々とつくられます。これらの物質は、「げっぷ」や「むねやけ」、「臭いおなら」の原因になります。

とはいっても、日本の食生活文化を壊してまで生活習慣の変更にこだわることはありません。決して長続きしないからです。

今までのメニューでOK

朝と昼に動物性食品を控えることができるのであれば、今まで続けてきた夕食のメニューでかまいません。

ビフテキでも、アジやさんまの塩焼きでも、とんかつでも鍋料理でもOK。ただし、煮る、炒める、揚げるよりも、茹でる、焼く、のほうが体に好ましいのは事実です。料理に使う砂糖、みりんや油、パン粉の量が異なるからです。

よく「朝食はしっかりと食べ、夕食は軽めに」といわれますが、体のバイオリズムを考えると、これは間違っています。

つまり、夕食後は就寝が待っているわけですから、体は休息モード、すなわち副交感神経優位になります。消化・吸収に適しているモードですから、重めに食べてもいいのです。逆に朝食は、そのあとに戦闘モードが待っているわけですから、食べないか、軽めが理に適っているわけです。

また、食後のデザートとしてフルーツを食べたり、「甘いものは別腹」といってアイスクリームやシャーベットをとるのも控えましょう。フルーツといえど、お腹の中に長時間お肉と付き合って滞在すると発酵してしまうからです。

ポイント㉑ アルコールの特性を理解しよう
酒は飲んでも飲まれるな

アルコールは、私たちの生活に潤いを与えてくれます。しかし、百薬の長といわれる酒も、度を超せば苦しみをもたらします。酒は飲んでも飲まれるな。アルコールの特性を理解して、楽しく飲みましょう。

①アルコールの代謝

一般に、日本酒や焼酎、ウイスキーなどを飲むと、四〇分から六〇分で血中のアルコール濃度がピークになります。ただし、これは空腹時の話で、胃に食物があると途端に吸収が遅れ、ピークは三〇分以上ずれます。

よく「すきっ腹に飲むとすぐ酔う」というのは、本当の話です。

ただし、ビールだけは例外で、すきっ腹だろうと満腹だろうと関係なく四〇分～六〇分でアルコール濃度はピークに達します。

お酒を飲むと、まず胃で二〇パーセントが吸収され、残りの八〇パーセントが腸から吸収されますが、胃に食物があると、お酒の胃での滞在時間が長引きます。胃の吸収スピードは腸の約半分なので、胃の滞在が長引けば、お酒の吸収がゆっくりになるわけです。

吸収されたアルコールは、それぞれの器官の血流量と水分量に比例分配され、全身に行き渡ります。

一部は肺や汗、尿などから代謝されずに、アルコールのまま体外へ排泄されます。その量は二～五パーセントといわれていますが、大酒飲みでは一〇パーセント以上ともいわれています。酒飲みは汗までアルコール臭くなるものです。

残りの九〇パーセント強のアルコールは、おもに肝臓や肺で酸化され、アセトアルデヒドを経て酢酸に変化します。しかし、その代謝のスピードは体重七〇キログラムの人で一時間あたり七～八グラムにしかすぎません。

アルコール七～八グラムというと、ビールで一八〇～二〇〇cc、日本酒だと盃にたったの五杯です。逆にいえば、この量を一時間かけて飲んでいれば酔わないという計算になります。

②悪酔い・二日酔い

悪酔いをきたす張本人は、アセトアルデヒドという物質です。アルコールを飲んでから四～五時間でアセトアルデヒドの血中濃度はピークになります。

血中アルコール濃度を〇・一パーセント以下に保てば、アセトアルデヒドの血中濃度は〇・三ミリグラム／パーセント以下に保てるため、悪酔いは生じにくいといわれています。

血中アルコール濃度を〇・一ミリグラム／パーセントにとどめる実際の量は、平均体重の人で、ビールで大瓶二本、日本酒で二合です。

よく、酒に強いか弱いかという話が出ますが、理論上からいうと体重八〇キログラムの人は四〇キログラムの人の二倍強いといえます。吸収されたアルコールは、体液、すなわち体の中の水分に希釈《きしゃく》されますが、八〇キログラムの人は四〇キログラムの人の二倍水分があるため、血中アルコール濃度は半分になるからです。

ちなみに、成人の体重の七〇パーセントは水分といわれています。

実際には、アセトアルデヒドの血中濃度が〇・三ミリグラム／パーセント以上になっても、アルコールの中枢神経に対する抑制作用があるため、すぐには悪酔いにはなりません。日本酒で四合以上になると、多くの人で気持ち悪さ、吐き気、頭痛などの典型的な悪酔い症状が出現します。

二日酔いの定義はむずかしいのですが、睡眠不足や後述する低血糖、アシドーシス、強い酒を飲んだときの胃炎などが原因となって生ずる悪心、頭痛などの症状を「二日酔い」と呼んでいます。迎え酒が効くのは、アルコールのもっている中枢神経抑制作用と、一時的に血糖値を上げる作用の両者が関係しているためかもしれません。とはいうものの、朝からお酒を飲むのは考えものです。

以上は、一般的な人についての話です。しかし、世の中にはアセトアルデヒドを分解するアルデヒド脱水素酵素という酵素の働きが弱い不幸な方がいて、臭いを嗅いだだけで真っ赤になったり、ビール一口でフラフラになったりします。このような人は、日本人になんと四〇パーセントもいるそうです。

ちなみに、韓国人では三〇パーセント、インド人では一〇パーセントだそうで、白人や黒人にはいないそうです。

③ほろ酔いの持続方法

ほろ酔い状態というのは、血中アルコール濃度が〇・一～〇・五パーセントの状態で、よく笑い、冗談を飛ばし、動作も多少緩慢になるいちばん気持ちのよい状態です。この状態を持続するには、そのアルコール濃度を維持すればよいわけです。体重六〇キログラムの人で、まず初めの一時間でビール大瓶二本か日本酒二合を飲みます。その次がちょっと大変なのですが、次の二時間をかけて、ビール大瓶一本か日本酒一合を飲むと、計算上ほろ酔い状態が持続できることになります。

ただし、アルコールが身体から抜けるまで約一〇時間かかりますので、翌日のことも考えながら飲みましょう。

④カロリーや体への影響を考えた飲み方

アルコールは、一グラムあたり七・一カロリーのエネルギーを発生させますが、前述したように、アルコールのまま排泄されたり熱発生によるロスがあるため、実際には七〇パーセント程度がエネルギーになります。

お酒を飲むと、体の中の代謝量が八パーセント増えて、体温が約〇・六度上がります。一グラムあたり約五カロリーの有効成分は、ほかの栄養素、たとえば糖やたんぱく質と異なり、使われない部分が脂肪に変換して備蓄されるということもなく、すべて熱量として消費されます。

強い酒ばかり飲む大酒のみにかぎって痩せているのは、そのせいです（しかし健康的な痩せ方でないことはもちろんです）。

『未来免疫学』によれば、お酒を飲むとアドレナリンの分泌が促進されると同時に、白血球のなかの顆粒球も刺激され、その結果アルコールの水酸イオンが増加します。そして飲んだ翌日には血中の顆粒球レベルがぐんと増えます。

顆粒球は活性化すると必ず死ぬ運命をもった細胞であり、死ぬときに活性酸素を出して組織破壊をします。

徹夜して大酒を飲んだりすると、体中で組織破壊が起こり、肝臓、腎臓、肺、腸などがいっぺんにやられる多臓器不全という状態になり、運が悪いと死につながります。

一般に、焼酎やウィスキーは蒸留酒のため、日本酒などの醸造酒と比べて肝臓に対する負担が軽いといわれていますが、実情はどうも違うようです。

肝硬変死亡率や肝ガン死亡率を日本全国で調べると、明らかに西高東低の傾向があり、しかも日本酒の消費量が多い地域で低く、焼酎の消費量の多い地域で高いという調査結果が出ています。

また、焼酎などの蒸留酒の大量飲酒が食道ガンの発生と関連しているのに対し、日本酒やワインなどの醸造酒にはガン発生との関連がないことが確認されています。それどころか、日本酒に含まれている微量成分には抗ガン作用があるという報告もあります。

日本酒には、このほか適量の摂取（一日二合くらい）により善玉コレステロールを上げ、心疾患の死亡リスクを下げたり、血管を詰まりにくくすることで、脳卒中のリスクを下げたりする効果があります。加えて、インスリンの作用が高まることで、糖尿病にも効果のあることが報告されています。

これらは、すべて日本酒に含まれる微量成分の作用によります。

酒はあくまで適量に。午後一〇時までにはきりあげよう

ただし、大量の飲酒は脳卒中のリスクを逆に三倍も高め、膵炎や糖尿病を誘発してしまいます。

ビールや日本酒などのように、固形成分が多いアルコールは、「ビール腹」というように、肥る原因になります。

とくに日本酒には、糖類のほかにビタミンや各種アミノ酸（必須アミノ酸を含む）が含まれており、そのおかげでいろいろなうま味が醸し出されるとはいえ、固形成分の少ない焼酎、ウィスキー、ブランデーなどの蒸留酒のほうがカロリーを抑えられます。

ちなみに、焼酎コップ一杯二五〇カロリー、ビール大瓶一本二五三カロリー、チュウハイ中ジョッキ二〇〇カロリー、日本酒一合一八〇カロリーで、アルコールの度数で比較すると、やはりビールがいちばん高カロリーです。

こうしてみると、カロリーからみると焼酎やウィスキーが一番のおすすめで、身体に対する影響という点では、日本酒やワインが望ましいということになります。

しかし、日本酒にはその口当たりのよさからつい度を越してしまう魔力があり、知らぬ間に酩酊状態になってしまう危険性があります。

仕事のあとや風呂上りのビール一杯は捨てがたいし、和食に合った日本酒も私のような飲んべえには捨てがたいのも事実です。

要は、こういった事実をよくふまえた上でアルコールを楽しむこと、そして決して飲まれないこと、さらに週に一日は休肝日をもうけることが大切です。

ちなみに、日本人の適量は日本酒で二合、ビール大瓶二本、焼酎一・五合といわれていますが、許容限度はこの一・五倍と覚えておいてください。

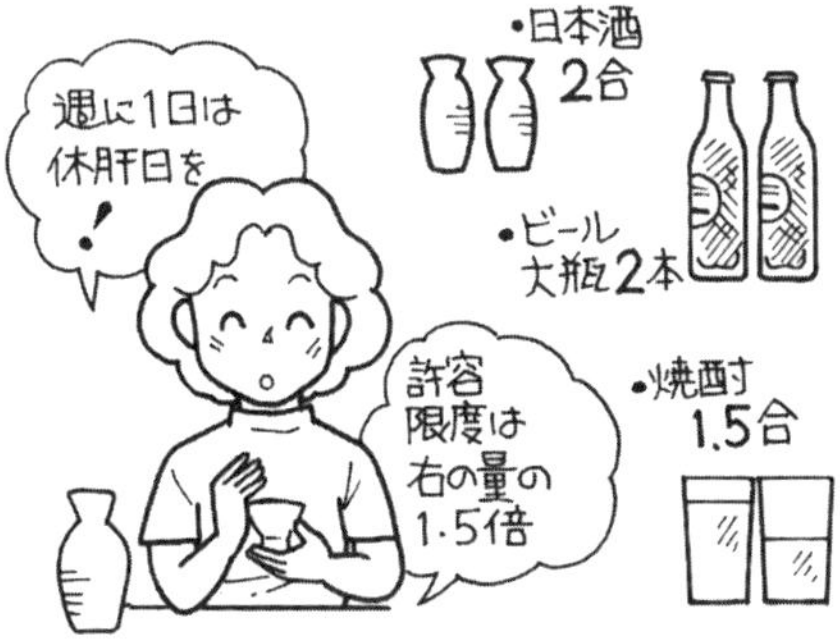
週に1日は
休肝日を
!
•日本酒
2合
•ビール
大瓶2本
許容
限度は
右の量の
1.5倍
•焼酎
1.5合

日本人のお酒の適量

これを守って夜一〇時までにきりあげれば、翌日の八時にはアルコールは身体から抜けているはずです。

第五章　余暇のダイエット五つのポイント

余暇の過ごし方はとても大切です。
より健康的に時間を使うことで、ダイエットも進みます。

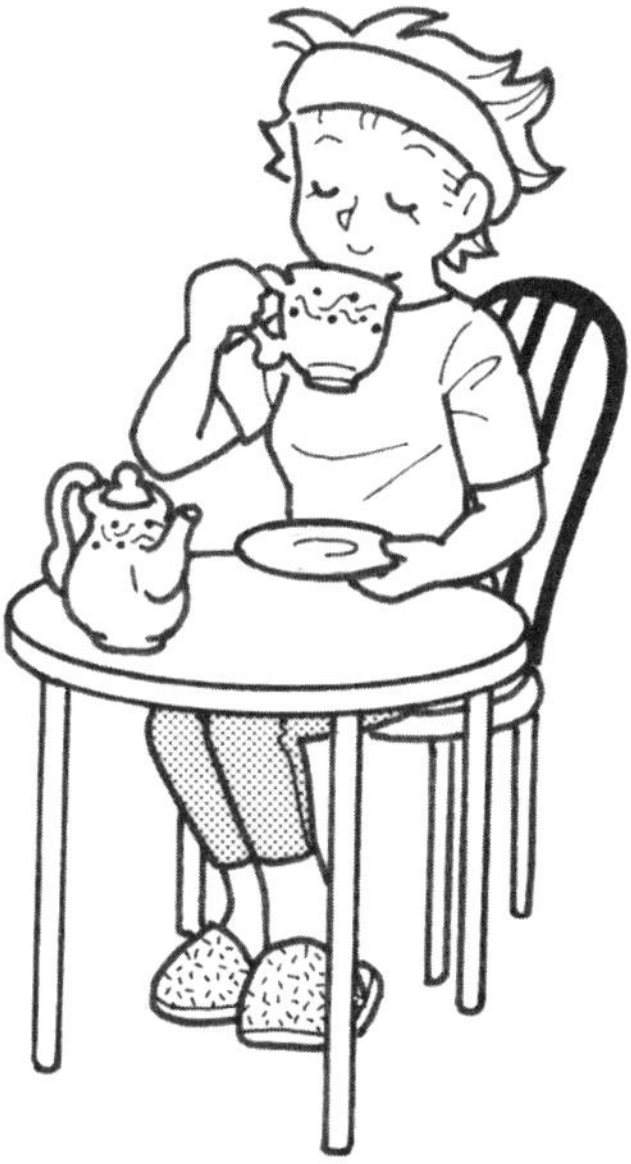

ポイント㉒ 生きがいを見つけよう
人生をエンジョイしよう

余暇をいかに過ごすかは人間の生き方と深くかかわっており、人生の目的、あるいは生きがいにつながります。

人は、食べるために生きるものでもなければ、遊ぶために生きるものでもありません。生きがいとは、自分の存在の意味づけです。そして、人生の目的とは自分が理想とする価値、言い換えれば〝夢〟の実現であり、その理想や夢は人生の節目節目で変わるべきものです。その価値の実現のために、われわれは肉体も精神も昇華させていく必要があります。

私がアメリカに住んでみて、彼我の文化の違いとして一番印象的だったのは「余暇の過ごしかた」の違いです。「人生はエンジョイするもの」、そして「エンジョイするために仕事をする」という考え方が、彼らには根付いています。くたくたになるまで仕事をして、せっかくの休みの日には家でごろごろでは、精神も肉体も昇華どころか減退してしまいます。

人生をエンジョイしながら「夢」の実現に向けて努力していれば、日々の一刻一刻に生きがいを感じることでしょう。

もちろん、私自身がそうであるように仕事自体に生きがいをもてる職種もありますが、それとて趣味をもったり、スポーツをしたりする余暇の過ごしかたは大切です。

ポイント㉓ プールへ行こう

水中は理想的な運動環境

水中の運動は、泳ぐ、歩く、跳ねるなどありますが、健康な人ばかりでなく、腰や

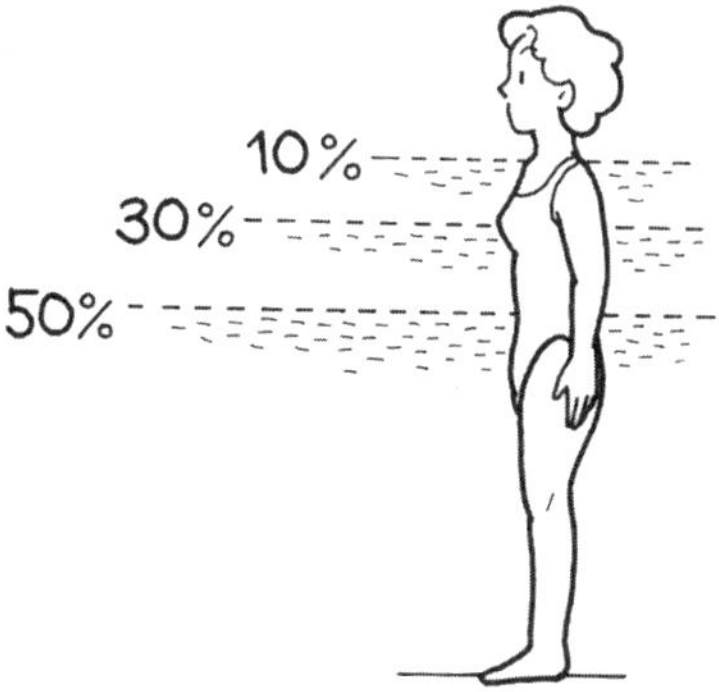

膝にかかる体重負荷

股、膝に疾患をもっている人にも理想的なメニューが組めるという特長があります。

一般に、お臍《へそ》まで浸かると膝にかかる体重負荷は五〇パーセントになり、胸まで浸かると三〇パーセント、鎖骨まで浸かると一〇パーセントまで減少します。下肢関節疾患の人には、関節に負担をかけずに筋力増強訓練と可動域訓練ができるわけです。

難点は、時間的、経済的、地理的要因のために毎日続けられないことです。続けられる方は幸運です。

水中の運動にも注意すべき点があります。

腰の悪い方は、あまり大股で水中歩行してはいけません。腰椎の前への反りが強くなるからです。横歩きのほうがいいかもしれません。いろいろと痛みがこない方法を見つけてください。

平泳ぎやバタフライ、板をもってのバタ足は、頚椎・腰椎疾患の方には不向きです。というのは、頚椎や腰椎を後ろに反らすという伸展動作が加わるからです。

平泳ぎは、膝の悪い人にも不向きな場合があります。カエル足で開いたときに負担がかかるからです。

ポイント㉔ 森は命の泉です

森林浴は心身をリフレッシュさせる

樹木は、自浄作用として、まわりに存在するバクテリアを殺すために揮発性の芳香物質、すなわちフィットンチッドを発散します。

この浮遊物質が人の五感に働くため、森林の中を歩くと何かしら不思議な力を感じます。昔から森には精気や霊気が宿るといわれていたのは、理由があったのです。

このフィットンチッドの鎮静作用や除菌作用による呼吸器系への効果のほかに、樹木の緑色がおよぼす精神安定効果も大きいので、森を歩くことはイライラやストレス解消に大変望ましいといえます。

また、森の中に多く存在するマイナスイオン（マイナス電気を帯びた微粒子）は空気清浄効果も高く、体によい影響を与えます。マイナスイオンは、とくに雨上がりの日や滝のそば、温泉地で多く発生しています。

心や体のリフレッシュの必要性を感じたら、森林浴をするのも一つの方法です。

ポイント㉕ 温泉浴を正しく理解しよう

温泉は天然の病院

温泉は、天然の病院ともいわれるほど効能が高く、古くは大国主命《おおくにぬしのみこと》がわが国最古の有馬温泉を開湯したとされ、さらに光明《こうみょう》皇后が七二〇年代に大和の国で大衆に入浴をすすめ、多くの人の病気が治ったことから「日本人」のお風呂好きが始まったと伝えられています。

環境庁の調べによると、現在わが国には二三八二カ所の温泉地と、二万三千あまりの源泉があり、そのうち泉温四二度以上が五割を占めています。

温泉は入浴だけではなく、お湯を飲んだり蒸気を吸入したり、鉱泥を体に塗るなどの利用法があります。

●温泉に入るときの注意点

①温泉の種類を見極める

まず、急性疾患のある方は温泉は禁忌です。ガンの患者さんも温泉は避けるべきでしょう。

慢性疾患でも、心疾患、高血圧、腎不全の患者さんには気候の変化の激しい一〇〇〇メートル前後の高地にある温泉での長期滞在は不向きです。

温泉は、それぞれ異なった成分を有しており、酸性度（ph）や浸透圧（低張性、等張性、高張性）によっても区分されています。

ただリラックスするだけの短期滞在ならあまり気にする必要はありませんが、皮膚病やリウマチのある方の長期滞在型湯治となると成分は重要です。

②温泉の入り方

総理府の発表によると、日本人の温泉旅行回数は一人あたり年二・八回で、宿泊日

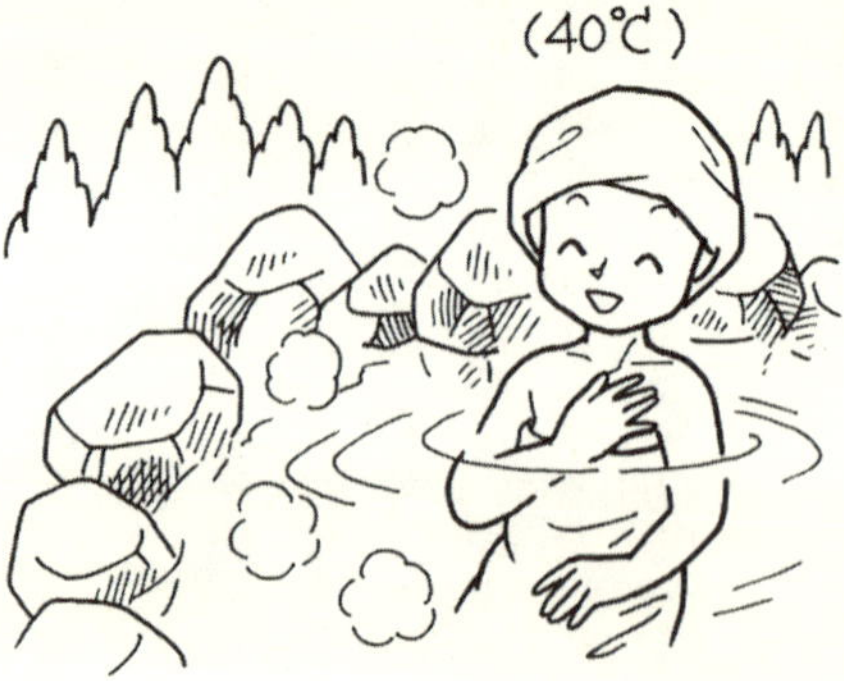

浴槽には長くとも一回10分くらいまで

数は平均八・五日です。一般に、湯治の効果には個人差はあるものの、少なくとも一〇日から二週間ぐらい滞在し、一日に三〜四回入るのがよいとされています。

一回の浴槽に入る時間は、四〇度前後の湯温では長くとも一〇分くらいが望ましく、出て体を洗ったり、景色を眺めながらのんびりしてまた入るといったことを繰り返し、一時間くらいで上がるのが健康上よいとされています。

万一のぼせてしまったら、すぐに立ち上がると立ちくらみを起こしますので、手を冷水で洗ってから立ち上がるようにしましょう。冷水により末梢の血管が収縮して起立性低血圧を防いでくれるからです。

ただし、食事の後に入ると消化管の血液循環を損ねて消化不良を起こしますし、飲酒後に入ると自律神経系の調節がバラバラになり、脳貧血を起こしたり、血圧が急上昇したりして大変危険ですので絶対やめましょう。

入浴は飲食前に、が原則です。

③飲泉について

ヨーロッパでは、温泉というと飲泉を意味するほど飲むのがさかんで、ドイツではミネラルを含む温泉水を「飲む野菜」と呼ぶほどです。

エビアンは、温泉の種類の一つ「炭酸泉」を意味します。それぞれ温泉によって効能が異なりますので、よく調べてから飲泉しましょう。

下痢気味の人は、マグネシウム硫酸塩泉などの下剤効果のあるものを飲んではいけません。

一般に、飲泉は空腹時ないし食事の三〇分くらい前が適しています。ただし、下剤効果のあるものは食後一時間くらいで飲むのが効果的です。飲み心地のよいのは湯温が五〇度から六〇度くらいです。

実際に試してみると、五〇度以下ではなまぬるい感じがしました。ただし、がぶ飲みは湯あたりを起こします。せいぜい一〇〇から二〇〇cc程度にしましょう。

飲泉療法は、最低三~四週間続けると効果的です。ただし、温泉をビンに詰めて持ち帰っても成分が変質してしまうので、効果はあまりありません。

ポイント㉖ スーパー銭湯をじょうずに利用しよう

スーパー銭湯でリフレッシュ

最後に、今はやりの身近な施設「スーパー銭湯」についてふれておきましょう。

スーパー銭湯には、もちろん温泉成分はありませんから、成分由来の効能はありません。ただし、大きな浴槽で思い切りからだを伸ばすことで、リフレッシュ効果と温熱効果（体とお湯との接触面積増加による）が見込めます。

銭湯によっては一〇種類前後の浴槽がありますが、あれもこれもと欲張らないで、せいぜい三、四カ所にとどめ、温泉と同じように一時間くらいであがったほうがいいでしょう。

では、正しい入浴の仕方について、順を追って説明します。

その①銭湯に到着してもすぐには入らず、一休みをおく（血圧安定のため）。

その②浴槽に入るまえに、お湯やシャワーを全身にかける。

その③はじめは、三八度くらいのぬるめのお湯に浸かる。

その④ 二、三分で上がり、一〇分したらまた入る。
その⑤ 最後は、刺激の少ないものに入って終わりにする。
その⑥ 入浴後は、塩素や雑菌を落とすために十分にシャワーを体に浴びる。
その⑦ 塩素による肌荒れの可能性があるので、スキンケアをしっかりする。
その⑧ 浴室と脱衣場の間のマットには、水虫が「うようよ」いるから、踏まない。

おわりに

今回この本を書くにあたり、いろいろな本やインターネットでの記事を参考にさせていただきました。調べれば調べるほど、今まで疑いもしなかったことの多くが間違いであることに気づきました。

冒頭でも述べましたが、健康を守るべきわれわれ医師が先頭に立って予防医学を一般の人に啓蒙する必要があるにもかかわらず、いまだ食に対する正しい知識をもたず、医師会や医学の研究会などでの会食ではたばこを吸い、ビフテキやフォアグラに舌鼓をうち、肥りかえってガンや心疾患などで早死にする医師のなんと多いことか。

「医食同源」と口ではいいながら、今の医学教育のカリキュラムのなかには栄養学は含まれていません。どのような食生活が体の健康を保つのかという、一番大事なことも何ひとつ教えません。

ですから、研修医がインスタントものや、いわゆるジャンクフードに頼りながら睡眠もままならずに働きすぎて、時に過労死に至るのも不思議ではないのです。

多くの研修医は、「食」に対する正しい知識をほとんどもっていないといっても過言ではありません。

わが大成整形外科クリニックは、整形外科疾患のみならず、「全人的な医療」をめざしています。全人的に見れば見るほど、「内科」とか「整形外科」といった「科」の障壁はあまり用をなさないことに気がつきます。冒頭でも述べましたが、内科的疾患と整形外科疾患とはかなり関連性があります。

当クリニックのモットーは『人生をエンジョイしましょう』です。

治療だけではなく、症状の再発を防止するためにも、「本当に安全な生活」とは何なのか、そして「健康的な食生活習慣」とは何なのかを、もう一度問い直す必要があります。

わが人生の師であった元大田区大森医師会会長、故・藤田恒先生の好まれた言葉「健やかに老いる」を目標に、皆さまと一緒に生活習慣を是正しながら、私も人生を楽しく過ごしたいと思います。

大成克弘

平成一六年一月吉日

参考文献

未来免疫学　安保徹　著　インターメディカル
常識破りの超健康革命　松田麻美子　著　グスコー出版
ライフスタイル革命　ハーヴィー・ダイアモンド、マリリン・ダイアモンド　著　キングベアー出版
ぼくが肉を食べないわけ　ピーター・コックス　著　築地書館
フルーツパワー　本橋登　著　丸善ライブラリー
ドクター井上の温泉浴エクササイズ　井上毅一著　読売新聞社
生きかた上手　日野原重明　著　ユーリーグ株式会社
酒飲みの医学　田多井吉之介　著　創元医学新書
酒を楽しむ本　佐藤信　著　講談社ブルーバックス
体内年齢を若くする本　阿部博幸　監修　主婦と生活社
低インシュリンダイエット　永田孝行　監修　新星出版社
日本酒いきいき健康法　滝澤行雄　著　柏書房

[著者紹介]
大成 克弘（おおなり・かつひろ）

昭和51年、横浜市立大学卒業。

昭和54年、神奈川県立こども医療センター勤務。

昭和56年、神奈川県立ゆうかり園勤務。

昭和57年、横浜市立市民病院勤務。

昭和58年、横浜市立大学整形外科学教室助手。

昭和63年、横浜南共済病院勤務。

平成4年　横浜南共済病院整形外科部長。

平成14年7月、大成整形外科クリニック開院、院長に。

医学博士。日本整形外科学会専門医。日本リウマチ学会認定医。日本リハビリテーション学会臨床専門医。義肢装具判定医。日本整形外科スポーツ専門医。

◎お問い合わせ先
大成整形外科クリニック
〒236 - 0016　横浜市金沢区谷津町364番地　菱興金沢文庫ビル１Ｆ
ＴＥＬ045-785-5521　ＦＡＸ045-785-5543

整形外科医が実践した新・常識ダイエット

2004年2月15日　初版第１刷発行

著　者　大成克弘
発行者　韮澤 潤一郎
発行所　株式会社 たま出版
〒160-0004　東京都新宿区四谷4-28-20
電話　03-5369-3051（代表）
http://tamabook.com
振　替　00130-5-94804

印刷所　東洋経済印刷株式会社

ISBN4-8127-0090-6 C0047